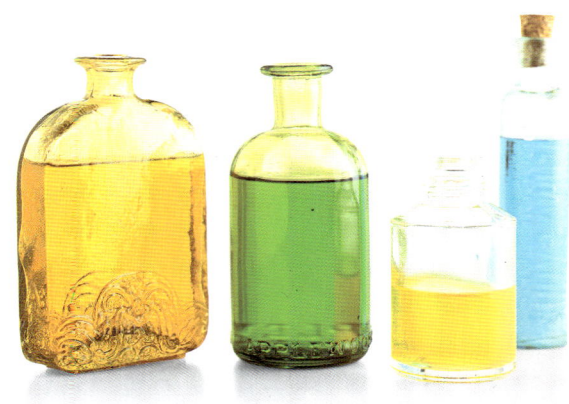

はじめての人にもできる香りの療法
アロマレメディー

著　　者　クリシー・ワイルドウッド
日本語版監修　今西 二郎
翻　訳　者　岩田 佳代子

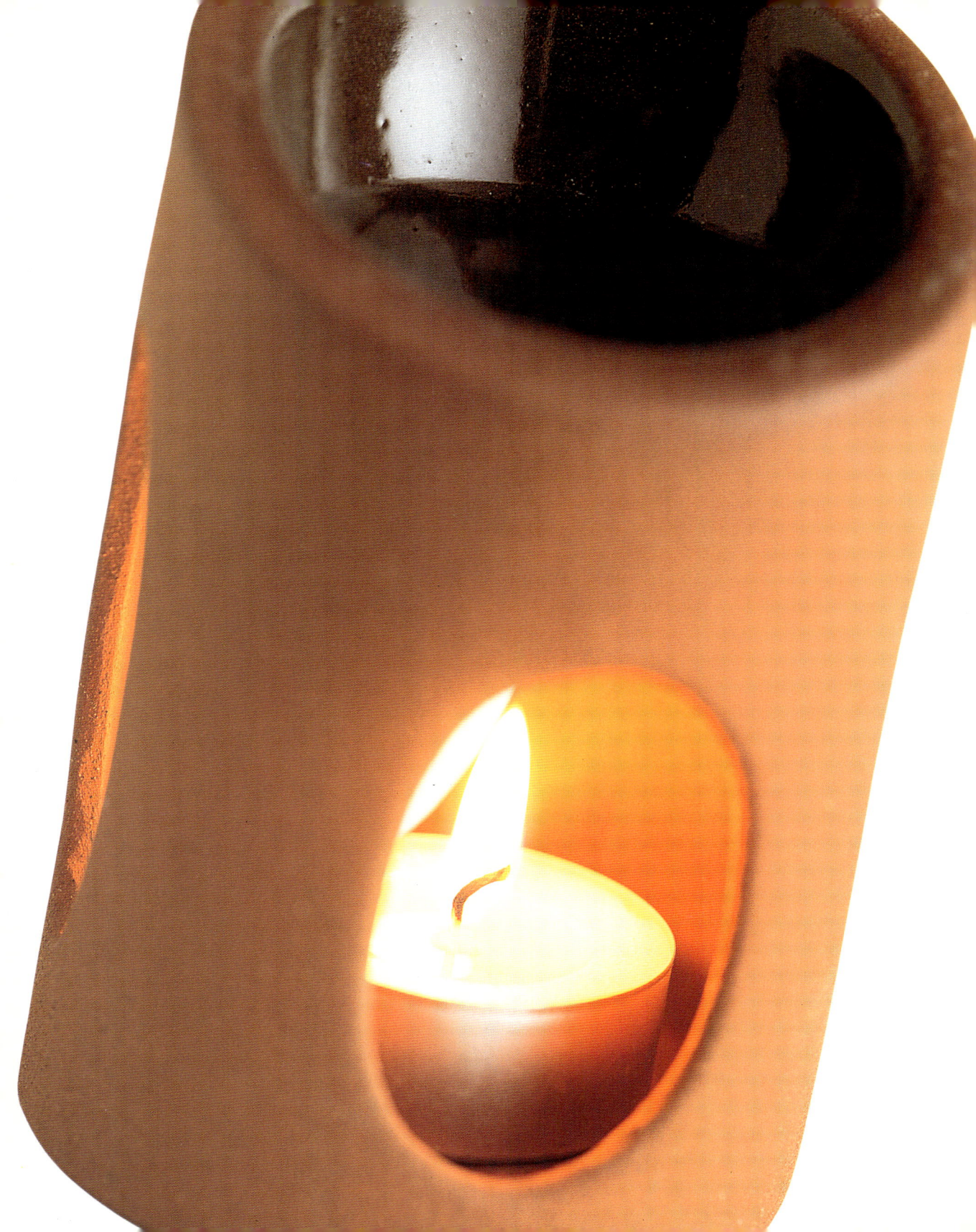

はじめての人にもできる香りの療法
アロマレメディー

日本語版への序文

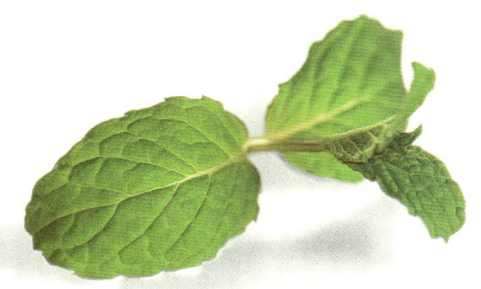

　本書は、一般向けのアロマセラピーに関する良書のひとつである。

　その最も大きな特長は、大変読みやすいことである。構成が明確で、読んでいる側にとって、今どこのどの部分を読んでいるか、実にオリエンテーションがつけやすくなっている。はじめて、アロマセラピーに関する本を手にした人にも、容易に理解できるであろう。

　さらに、疾患別、症状別に記述されているので、最初の35ページまで読めば、後は必要なところだけ読んでもよい。もちろん、通読していっても退屈することはない。個々のエッセンシャルオイルについては、最後の章でまとめてあるので、エッセンシャルオイルの辞典代わりに使っていただくこともできる。

　本書により、リラクゼーションのための香りを楽しんだり、肩こり、腰痛、不眠などの簡単な症状を軽減することを目的に、初心者でも十分にアロマセラピーを楽しんでいただけるものと思う。

　本書はあくまでも一般の初心者向けてあるので、もっと詳しいことを知りたい方は、他の本も参照していただきたい。また、何らかの症状がある場合、何か重大な病気を見逃さないためにも、できれば医師に相談して欲しい。さらに、エッセンシャルオイルのブレンド処方やアロマセラピーの方法についても、医師に相談の上、実施していただければ理想的である。アロマセラピーについて、相談できる医院の一覧を巻末に掲載しておくので参考にしていただければ幸いである。

監修者　今西　二郎

AROMA REMEDIES by Chrissy Wildwood

Copyright © Collins & Brown Limited 2000
Text copyright © Chrissy Wildwood 2000
Photographs copyright © Collins & Brown Limited 2000

All rights reserved.
Japanese translation rights arranged
with Collins & Brown Limited, London
through Tuttle-Mori Agency, Inc., Tokyo

No part of this publication may be reproduced, stored in a retrieval system, or transmitted in any form or by any means, electronic, mechanical, photocopying, recording or otherwise, without the prior written permission of the copyright owner.

Printed and bound in Singapore

〈注意〉
エッセンシャルオイル及び本書に掲載した様々な療法の誤用から生じる事故に関しては、
著者及び出版社はその責任を一切負いかねます。
また、エッセンシャルオイルの使用法、特殊な病気に対する家庭での療法に不安や疑問がある場合には、必ず専門家にご相談下さい。
なお、エッセンシャルオイルを正しく使用しているにも関わらず症状の改善が見られない場合には、
医師の診察を受けることをお薦めします。その際には、アロマセラピーを行っていたことを忘れずにお話し下さい。

目次

はじめに 6

アロマセラピーの基礎知識 8

基本となるオイル、よく使われるベース 22

ブレンドについて 30

皮膚のためのアロマ療法 36

呼吸器系のためのアロマ療法 56

心臓と循環器系のためのアロマ療法 64

消化器系のためのアロマ療法 70

筋肉と関節のためのアロマ療法 76

婦人病のためのアロマ療法 84

心が疲れたとき 92

エッセンシャルオイル一覧 110

疾患別エッセンシャルオイル・クイックガイド 134

アロマセラピーの相談ができる医院のリスト 138

索引 140

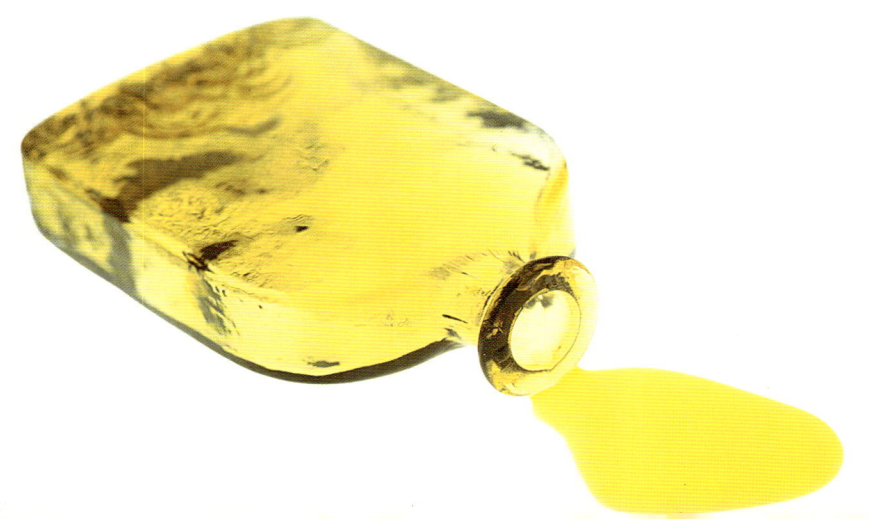

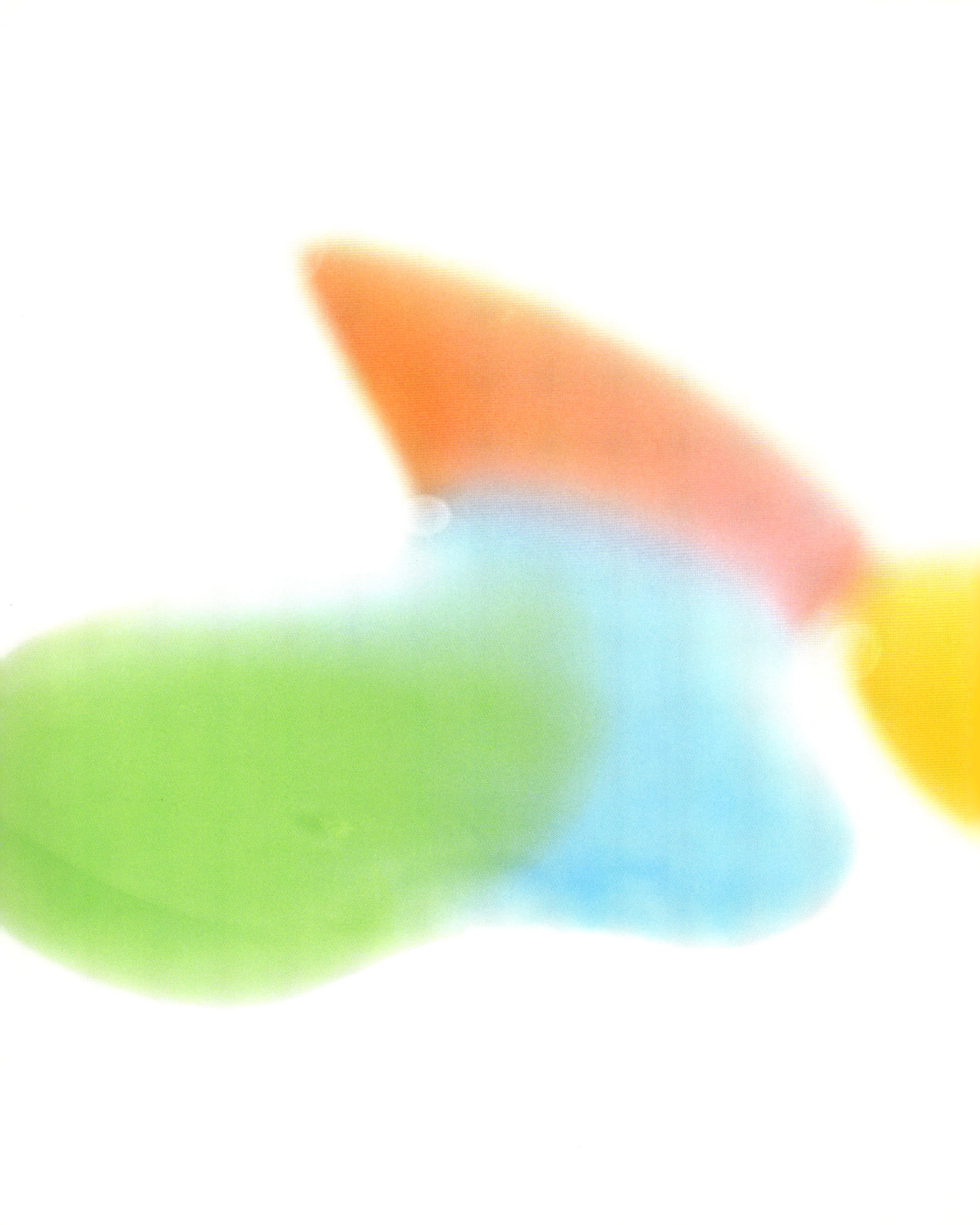

はじめに

「より自然な」暮らしがしたい。そうした思いから昨今、アロマセラピーをはじめ、ハーブを用いたハーバリズムやその他の自然療法に多くの関心が寄せられるようになってきています。心も身体も健康であるために、自然の持つ素晴らしい治癒力に目を向けていくようになったのです。

このような自然療法はいずれも、心身ともに健康な生活を営んでいく上で、大きな効果が期待できます。特にアロマセラピーは、様々な症状を引き起こす根本的な原因に対処し、さらには病気そのものを未然に防いでいこうという療法なのです。人はだれしも、「突然」体調を崩すわけではありません。時にはそう見える症状もなくはありませんが、具合が悪くなるときには、必ずそれなりの原因があります。しかもその原因は、遺伝を除けば大半が精神状態や生活習慣、さらには食習慣にあるのです。

ただ、本書で取り上げた自助療法をご覧いただければおわかりのように、アロマセラピーで心と身体の健康を保っていくには、やはりそれなりの努力が必要です。医師に全てを任せてしまえば、処方薬の服用だけでいいのですから、それに比べれば手間もかかります。一晩で急によくなるといったこともありません。けれど長い目で見た場合、体力、気力ともに充実し、生活の質も向上してくるのです。努力するだけの価値は十分にあるといえるでしょう。

しかもアロマセラピーには、多くのメリットがあります。中でも特筆すべきは、ストレス（あるいは疲労）が及ぼす様々な悪影響を軽減させることができるという点でしょう。すでに医学的にも認められているように、人は皆、裏切られたり、心密かに傷ついたりするなどして精神的な苦痛を被ると、それが身体的な症状となって表れ、ひいては免疫力の低下をも招いてしまうのです。これほどまでに密接に繋がっている心と身体（こうした状態を心身相関といいます）。それを総合的にとらえて対処していこうというのが、ホリスティックトリートメント──心も身体も健康に保っていくための療法──なのです。つまり、心もしくは身体を癒していくことで、心身ともに健康になっていける療法といえます。

ではそのために、どのようなエッセンシャルオイルをどう用いればいいのでしょう。それを記したのが本書です。いわば、エッセンシャルオイルの正しい利用法をわかりやすくまとめた実用書。したがって、今はアロマセラピーについて何もわからなくても、美しい写真満載の本書を読んでいただければ、必ずあなたならではの「アロマレメディー──香りの療法」を生み出すことができます。そしてあなた自身はもちろん、家族や友人も、心身ともに健康になれるでしょう。本書を介して、ひとりでも多くの方に健やかな日々を満喫していただければ幸いです。

クリシー・ワイルドウッド

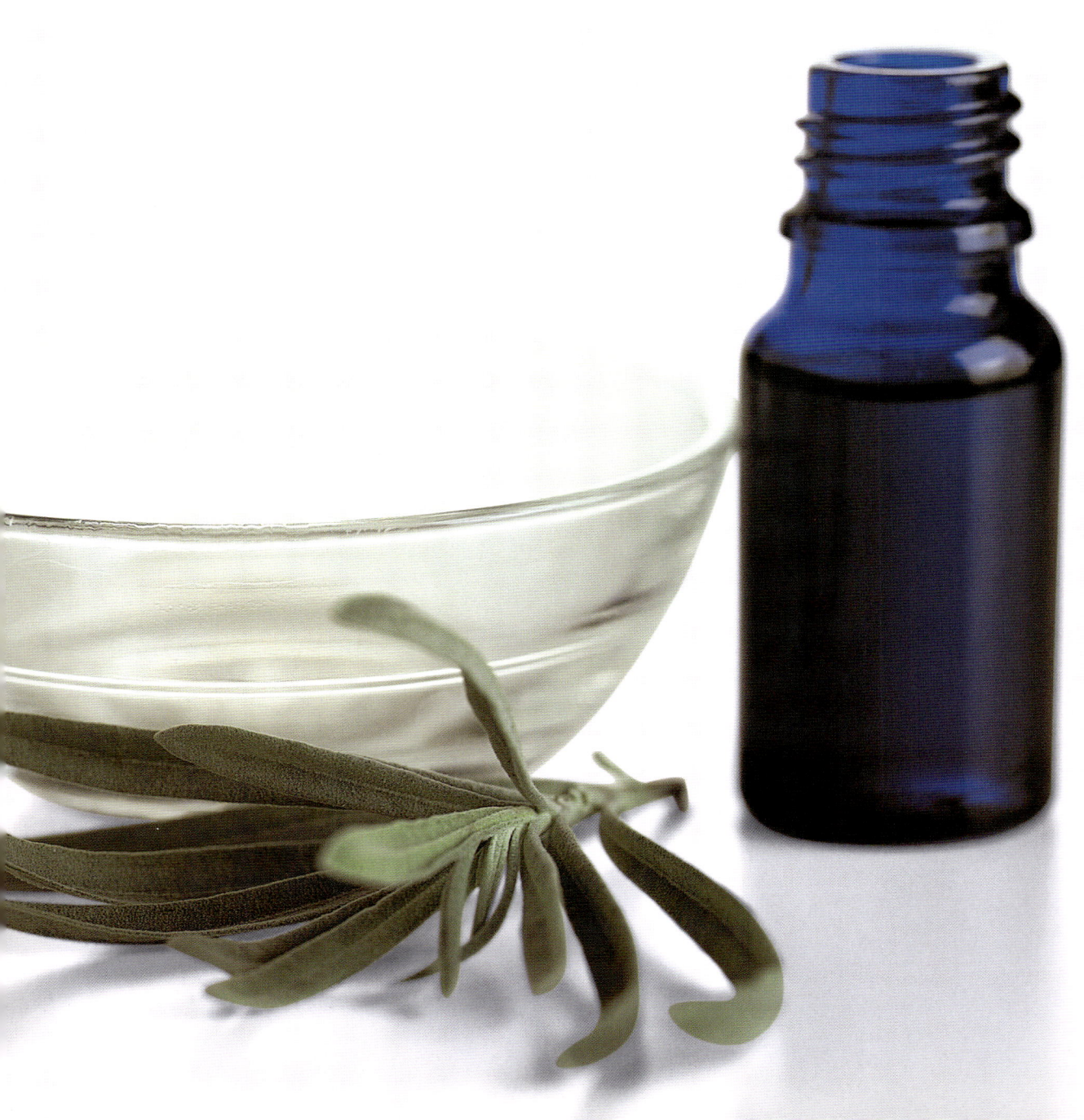

アロマセラピーの基礎知識

アロマセラピーでは、治療のためにエッセンシャルオイル（精油）を利用します。芳香性の高いオイルを様々な形で外用したり、吸入したりして、心身の健康を促進していくのです。そこでまずはエッセンシャルオイルそのものについて、さらにはその効能について見ていきましょう。

エッセンシャルオイルとは

エッセンシャルオイルは「エッセンス」とも呼ばれている天然の物質で、芳香性の高い植物や樹木に含まれています。花から抽出するもの（ローズやイランイラン）、葉（ユーカリやペパーミント）、幹（サンダルウッドやシダーウッド）、樹脂（フランキンセンスやミルラ）、種子（カルダモンやフェンネル）、果皮（レモン）からと、抽出部位は様々です。

もちろん同じ「オイル」でも、ヒマワリやオリーブを原料とする「不揮発性」の調理用オイルとは全く異なります。エッセンシャルオイルは揮発性が高く、戸外に出しておくだけで消散してしまうのです。また、多くのエッセンシャルオイルはアルコール状のさらさらした液体です。ただし中にはミルラやベチベルのように粘度のあるものもあります。さらに、基本的にエッセンスは無色もしくはわずかに黄色みがかっているだけですが、ベルガモットのように緑がかったものや、パチュリーのような琥珀色、赤みを帯びたキャロットシードや、ジャーマンカモミールのような藍色もあります。

エッセンスの抽出方法

大半のエッセンシャルオイルの抽出には、水蒸気蒸留法が用いられています。これは、メソポタミア文明の時代から行われていた簡単な方法です。まず、原料となる植物を蒸留器に入れて蒸気をあて、そこにエッセンシャルオイルの成分を含ませます。この水蒸気を、「冷却管」を通して冷却し、再び液体に戻します。そして最後に、首の部分が細くなっているフロレンティンという容器を使って吸引し、エッセンシャルオイルを水から分離させていくのです。

一方、柑橘系フルーツからの抽出は通常、低温圧搾（冷搾）で行います。かつては人の手で皮を絞り、スポンジにオイル（ゼスト）を集めていましたが、現在では、遠心力を利用した機械で圧搾しています。

またデリケートな植物の場合には、ヘキサンや石油エーテルといった溶剤を用いてオイルを抽出していきます。ただしこの抽出液には、原料の植物に含まれている余分な成分や溶剤まで混入しているため、アブソリュートと称して純粋なエッセンシャルオイルとは区別し、主に香水などに使用しています。中にはアロマセラピーに用いている専門家もいますが、大半のアロマセラピストは（私も含めて）、何よりもまず「自然」であることを第一義と見なしているため、アブソリュートの使用はその本質に反するものと考えています。したがって本書では、アブソリュートに主眼を置いたレシピは掲載していません。

エッセンシャルオイルの効果

いずれのオイルにも、様々な効果のある天然の成分が複数含まれています。たとえば、カモミールやラベンダーの主要成分であるエステルは抗炎症、抗真菌性に優れ、傷を癒す作用もあり、鎮静効果にも

富んでいます。また、クローブやセージに多く含まれているフェノールは抗菌性が高く、気分を高揚させてくれます。ただしこうした成分はいずれも複雑に配合されており、個々に分離させることはできません。そのため、異なるエッセンシャルオイルに同じ効果が見られる場合があるのです。と同時に、未だ科学では解明されていない効能が秘められている可能性もあります。だからこそ、たった1種類のエッセンシャルオイルでも、驚くほど多様な症状に対応できるのでしょう（詳しくは110ページの「エッセンシャルオイル一覧」を参照のこと）。

ちなみにアロマセラピーに用いる場合――ベジタブルオイルで希釈してマッサージに使用したり、入浴時にたらすなど――エッセンシャルオイルは皮膚から、もしくは吸入によって体内に浸透していきます。エッセンシャルオイルの芳香成分は、毛囊から血流に入り、リンパ液や間質液（体細胞を包んでいる液）に取り込まれていくのです。また、呼吸によって肺に入り、肺胞を透過して周囲の毛細血管へと拡散していくものもあります。こうしていったん血流に入ったエッセンシャルオイルは、量は少なくとも、大きな薬理効果を身体にもたらしてくれるのです。

さらにアロマセラピーでは、精神面への効果も期待できます。香りを吸うことで、芳香成分が鼻蓋の嗅覚受容細胞と結合します。するとこの細胞から、大脳の辺縁系へと芳香成分が伝わっていき、本能的な欲動を刺激していきます。それによって、感情や直観、記憶力や創造性、性欲が豊かになったり、睡眠パターンが確立されたりしていくのです。また脳は、その香りを受け入れれば、神経伝達物質を放出して、神経系をリラックスさせたり高揚させたりもします。このようにアロマセラピーは、心身の健康に多大な効果をもたらすことができるのです。

◆ エッセンシャルオイルの品質

一口にエッセンシャルオイルといっても、その価格や品質は様々です。そしてそれを左右しているのが、抽出できるオイルの量と、蒸留の仕方といえるでしょう。植物が脂腺を多く有していればいるほどオイルの価格は安くなりますし、逆に少なければ高くなります。たとえば、100キロのラベンダーからはエッセンシャルオイルが約3リットル抽出できますが、同じ100キロでもバラの花びらからはわずか半リットルしか採れません。また、植物によっては蒸留時間を標準よりも長くしたり短くしたりしなければなりませんが、それをせずに抽出したオイルは、「焦げた」臭いがしたり、香りが「きつく」なってしまうのです。こうしたオイルの場合、きちんと蒸留されたオイルのような成分も含まれていないため、当然、本来の治療効果は期待できません。さらに、気候や立地条件、土壌の状態や標高、空気の善し悪し、そして未解明ながら何らかの関係があると思われる微細な要因によって、香りそのものも変わってきます。したがって、本物のエッセンシャルオイルの香りは、上質なワインの香り同様、植物を収穫するたびに違って当たり前といえるでしょう。だからこそ、同じ銘柄のオイルでも、扱う業者によって香りが微妙に異なってくることがあるのです。

ちなみにエッセンシャルオイルは、大半が食品の風味付けや香料として用いられています。ときには

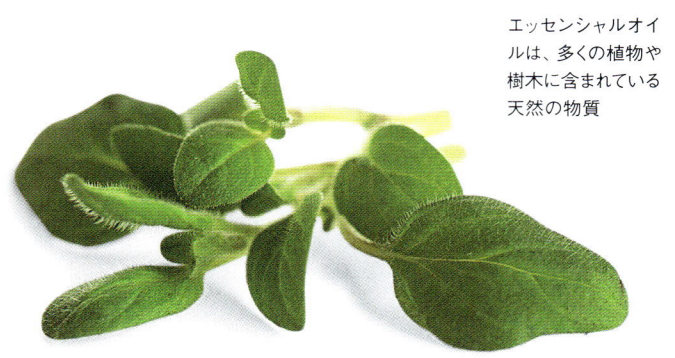

エッセンシャルオイルは、多くの植物や樹木に含まれている天然の物質

医薬産業が興味を示すこともありますが、その場合は普通、「有効成分」を分離するための実験材料としてしか利用されていません。ですがもちろん中には、アロマセラピストやハーブ療法士によって、本来の使われ方をしているオイルもあるのです。

ただエッセンシャルオイル、それも特にラベンダー、ローズ、ネロリ、ゼラニウム、サンダルウッドの需要は、世界供給を上回ることがままあります。その結果残念ながら、店頭に並ぶオイルの質が落ちたり、不足を補うため、あるいは単に利益を得るためにオイルが薄められたりしているかもしれないのです。そのようなオイルには、合成添加物や合成希釈剤、あるいは、同様の香りをもつ低価格のオイルから抽出した成分が混入されているかもしれません。こうした粗悪品の場合、効能はもとより、皮膚をも傷めかねませんから、決してアロマセラピーには利用しないで下さい。

エッセンシャルオイルを購入するには

アロマセラピストは普通、専門店の通販を利用しています。たいていの業者はすぐに送ってくれますし、一般の人からの少量の購入希望にも快く応じてくれますから、知り合いのアロマセラピストにきいてみるといいでしょう。あるいはアロマセラピーの専門学校に電話してお薦めのオイルを教えてもらい、そこから購入するという方法もあります。また、きちんとしたオイルなら、健康食品店やドラッグストア、ハーブをはじめとする自然療法の専門店でも買い求めることができますが、その際には各店の専門家に相談してみましょう。

必ずラベルを確認しましょう

上質のエッセンシャルオイルのラベルには必ず、「ピュア・アンド・ナチュラル」と表示してあります。これによって、そのオイルがブレンドされたものではないこと、合成物質を一切含んでいないことがわかるのです。また、植物の名称とオイルの名称は国によって異なるため、ラベルには植物の学名も記載されることになっています。たとえば「ラベンダー」なら、"*Lavandula angustifolia*" というように。

また、「アロマセラピーオイル」というラベルを目にすることもあると思います。これは通常、スイートアーモンドオイルなどのキャリアオイルに、2〜3％のエッセンシャルオイルをブレンドしたものをいい、たいてい防腐剤としてビタミンEが添加されています。いわば、すでにブレンドしてあるマッサージオイルです。これなら、本格的にアロマセラピーを始めるのはちょっと、という方にも、手軽に楽しんでいただけます。たとえば同じ10mℓ（標準サイズ）のオイルでも、ブレンドオイルなら顔と首のマッサージを数回行って使い切れますが、エッセンシャルオイルの原液なら、正しく希釈して使用する場合、全身マッサージ何十回分にも相当するのです。

ただしブレンドオイルは濃度が低いので、香りを楽しむための使用——入浴時にたらしたり、室内に蒸散させたり——には向きません。確かに、エッセンシャルオイルの中には、ローズオットーやネロリのように非常に高価なものもあります。したがって、一度試してみたいというような方なら、ブレンドオイルを購入してみるのもいいかもしれま

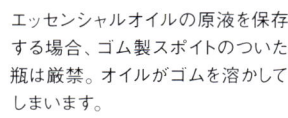

エッセンシャルオイルの原液を保存する場合、ゴム製スポイトのついた瓶は厳禁。オイルがゴムを溶かしてしまいます。

エッセンシャルオイルの使用に関する注意

♦ 子どもの手の届かないところに保管して下さい。

♦ 基本的に、原液は直接皮膚につけないで下さい。ただし、軽いやけどや切り傷の場合には、ラベンダーやティートリーの原液をつけることもあります。

♦ 医師の処方がないかぎり、原液を口元に塗ったり、ペッサリーや灌水として膣に注入したり、座薬として直腸に挿入するなどといったことは決して行わないで下さい。

♦ 目に入れないよう気をつけて下さい。また、オイルを扱ったあとの手で目をこすらないで下さい。万一目に入った場合には、冷水で洗い流します。フランスでは、目が痛いときにはベジタブルオイルで洗うといいといわれています。ベジタブルオイルは、水と違ってエッセンシャルオイルを完全に溶かすことができますから、大量のエッセンシャルオイルが目に入ったときには、ベジタブルオイルの方が確実に洗い流せるでしょう。

♦ 柑橘系のオイル、特にベルガモットは、皮膚が紫外線に対して敏感になりますから、使用直後は日光を避けて下さい。色素沈着や日光皮膚炎の原因となります。

♦ 使用に際しては、まずどのようなオイルなのかをしっかりと確認してからにして下さい。

♦ 同一オイル原液の長期間使用（2ヶ月以上に渡って毎日など）は避けて下さい。オイル過敏症になりかねません。使用の目安は2ヶ月に一度の割合です。

♦ 敏感皮膚の方は、使用前にパッチテストを行うことをお薦めします。

♦ 喘息、アレルギー性鼻炎、慢性湿疹の方（あるいは家族がそうである方）の場合、自宅でのアロマセラピーはお薦めできません。アロマセラピストの治療を受けるにしても十分な注意が必要です。必ずホリスティック栄養士やハーブ療法士、ホメオパシーの専門医に相談して下さい。

♦ 喘息の方は、蒸気吸入を避けて下さい。エッセンシャルオイルの有無に関わらず、濃縮蒸気は発作を引き起こしかねません。

♦ 妊娠中は、皮膚への使用を避けた方がいいオイルもあります。詳しくは、「エッセンシャルオイル一覧」の各項に記載した「注意」を参照して下さい。ただそのようなオイルでも、ルームスプレーとしてなら、安心して香りを楽しんでいただけます。

♦ 癲癇の方の場合、ローズマリー、フェンネル、ヒソップ、セージは避けた方がいいでしょう。間接的に発作を引き起こす危険があります。中には、単に強烈な香りをかいだだけで発作に見舞われる可能性のある方もいますが。

♦ ホメオパシーの専門医の中には、治療効果が期待できなくなるため、エッセンシャルオイルをはじめ香りの強いものは全て避けるべきだという人もいます。あるいは、ペパーミントとユーカリのみ避ければいいという人も。したがって、専門医にかかる場合には必ず、エッセンシャルオイルを使用している旨を話して下さい。

瓶は必ず、子どもの手の届かないところに保管しておくこと

せん。ですが、エッセンシャルオイルの原液なら、少量でも長く楽しむことができるのです。価格に見合うだけの価値はあるといえるでしょう！

◦ オーガニックオイルについて

近ごろではオーガニックオイルも、ヘルスストアや、アロマセラピーの専門店で簡単に入手できるようになってきています。ただし一般のオイル——化学肥料や殺虫剤を用いた植物から抽出されたオイルよりも当然高額です。ですが柑橘系のオイルは、必ずオーガニックオイルにしましょう。柑橘系のフルーツは農薬の散布量が極めて多く、エッセンシャルオイルの中にも相当量溶け込んでいるからです。なお購入の際には、ラベルにオーガニック認証マークがあるかどうかを確認して下さい。

◦ 自宅でのオイルの保存

エッセンシャルオイルは揮発性が高く、光や高温、空気中の酸素にも弱いため、店頭では遮光瓶に密閉された状態で並べられています。またこの瓶には、目盛りを刻んだスポイトつきの蓋——ドロッパーキャップ——がついています。目盛りがついていないものは、正確に計量できませんから注意して下さい。ただエッセンシャルオイルの場合、ゴム製のスポイトは使用しません。オイルがゴムを溶かしてしまうからです。

通常エッセンシャルオイルの寿命は2年ほどですが、保存状態が良ければ、たいていのオイルは数年ほど使用できます。ただし(低温)圧搾法で抽出する柑橘系のオイルは、大半が半年から1年しか持ちません。もちろんいずれのエッセンシャルオイルも(特にパインなどは)空気に触れるとすぐにダメージを受けてしまいます。したがって、瓶を開ければ開けるほど酸化——オイルが酸素と化合して、本来の構造が変化したり損われたりする可能性は大きくなるのです。香りも飛んでしまいますし、酸化したオイルは効能も劣るばかりか、皮膚のトラブルをも招きかねません。

そこでオイルを長持ちさせるためにも、湿度の低い冷暗所に保存して下さい。特に冷蔵庫——冷凍室ではなく、気密性の高い冷蔵室はお薦めです。なお、柑橘系のオイルは低温で保存すると濁ってきますが、室温に戻せば濁りはとれます。

◦ ブレンドしてあるマッサージオイルの寿命

エッセンシャルオイルの原液は比較的長持ちしますが、キャリアオイルとブレンドすると、その効果は2、3週間もすれば落ちてきてしまいます。冷蔵庫で保存しなければもっと早いでしょう。ですが店頭で売られているマッサージオイルには通常、酸化防止に優れたビタミンEがあらかじめ配合されています。アロマセラピストはさらに、マッサージオイル30mℓに対してビタミンEのカプセルを2錠加えておくこともあります。このようなブレンドオイルなら、冷蔵庫、もしくは冷暗所で保存しておけば、3ヶ月は持つでしょう。

柑橘系は必ずオーガニックオイルを購入しましょう

エッセンシャルオイルを用いた治療法とその分量

マッサージオイル　　分量：大人：キャリアオイル25mlに7〜15滴（1.5〜3％）。5歳以上の子ども：キャリアオイル25mlに2〜7滴（0.5〜1.5％）。　　アドバイス：乳幼児に関しては専門家に相談しましょう。

軟膏とクリーム　　分量：無香料の軟膏もしくはクリーム30gに10〜20滴。　　アドバイス：打撲やねんざ、関節の痛みなどには、オイルを20滴混ぜたものを用います。

湿布　　分量：水または湯600mlに3〜5滴。　　アドバイス：器に水（または湯）を入れ、オイルをたらします。そこに布を十分浸してから絞り、患部に5分間あてます。これを2〜4回繰り返しましょう（ただし、決められた療法がある場合はそちらにしたがって下さい）。温湿布は、鈍痛や痙攣痛、腫れ物や膿瘍に適しています。冷湿布は、熱や腫れを伴う生傷——手首や足首のねんざなどに効果があります。

蒸気吸入　　分量：2リットル弱の熱湯に2〜4滴。　　アドバイス：容器に湯を入れ、オイルをたらします。タオルを頭からかぶり、「テント」のようにして容器ごとすっぽりと覆い、1〜3分吸入します。1日に2〜3回繰り返しましょう。気管支炎やひどい咳、風邪やインフルエンザといった呼吸器系の疾患に効きます。クレンジング効果もありますから、フェイシャルトリートメントとして週に1、2度行うのもいいでしょう。

注意：喘息の方には適しません。濃縮蒸気が発作を引き起こしかねませんから、吸入はおやめ下さい。また、細絡の方は、湿気によって症状が悪化する危険がありますので、フェイシャルトリートメントしての利用は控えて下さい。

乾燥吸入　　分量：ティッシュや木綿のハンカチに1〜4滴。　　アドバイス：いつでも気軽に香りを楽しめます。風邪やインフルエンザの際にも効果があり、ぼうっとした頭もすっきりします。気分もリフレッシュできるでしょう。

入浴　　分量：4〜8滴（大人）　3〜5滴（10〜13歳）　2〜4滴（7〜9歳）　2〜3滴（5〜6歳）　　アドバイス：5歳未満の乳幼児に関しては専門家に相談しましょう。

蒸散　　分量：ロウソクの炎もしくは「バーナー」で蒸発させる場合は、水を張った上皿に6〜15滴。電気の場合は、添付の使用説明書に従って下さい。　　アドバイス：気分をリフレッシュしたいなら、オイルは少量で十分ですが、感染症の予防には15滴たらしておきましょう。

安全に使用するために

エッセンシャルオイルには優れた治療効果が認められていますが、濃度も高く、使い方を誤れば事故につながりかねません。ですから、まず本書をよく読み、指示に従って正しく使用して下さい。

パッチテスト

これまでにエッセンシャルオイルやキャリアオイルを使ったことがない方は、まずパッチテストを行うことをお薦めします。特に敏感肌の方や小さなお子さんの場合には、必ずテストをしてみて下さい。肘や手首の内側、耳の後ろといった敏感な部分にオイルを1滴つけます。そのまま、服などで覆ったり洗い落としたりせずに24時間放置します。赤みやかゆみがでなければ、オイルを使っていただいて結構です。

エッセンシャルオイルは正確に計量して使いましょう

アロマセラピーの方法

エッセンシャルオイルを用意する

以下の章では多くのレシピを取り上げていますが、ここではあくまでも一般的な治療法とオイルの分量を示しておきます。14ページに挙げたものは、家庭でも簡単にできる最も安全な治療法です。吸入はもとより、マッサージや湿布、軟膏や入浴など、エッセンシャルオイルを皮膚から吸収していく方法も提示してあります。

ちなみにマッサージの場合、エッセンシャルオイルの希釈には、ベジタブルオイル（キャリアオイル、ベースオイル）——アーモンド、サンフラワー、サフラワー、ヘーゼルナッツなど——を利用します。ベースオイルはなるべく低温圧搾されたもの、もしくは未精製のものを購入して下さい。これなら、精製中に破壊されやすい脂肪酸や栄養成分が豊富に含まれています。また可能なかぎり、エッセンシャルオイルもベジタブルオイルもオーガニック——農薬や化学肥料を使用していない製品——と明記されているものを買うといいでしょう。

アロマセラピーによるスキンケア

驚かれるかもしれませんが、アロマセラピーでは、スキンケアを毎日行ったりはしません。肝心なのは、正しく希釈したエッセンシャルオイルで定期的に皮膚を「癒す」こと。それによって、皮膚がオイルに慣れてしまうことを防ぐのです。また、何ヶ月にも渡って毎日同じオイルを使い続けていれば、逆にオイル過敏になってしまうこともありますが、それも予防できます。しかもこれなら、時には他のナチュラルケア製品——ヘルスストアやハーブ専門店に並んでいるようなもの——も試してみることができるのです。

トリートメントのサイクル

まず18ページのチャートを参照に、自分の皮膚に合ったエッセンシャル（またはブレンド）オイルを選びましょう。トリートメントのサイクルは次の2つの選択肢から決めて下さい。

選択肢1
1日に2回のトリートメントを週に2日行う。

選択肢2
1日に1〜2回のトリートメントを2週間続け、4週間休んでからまた再開する。

トリートメントのタイミング

以下に挙げる一般的なものの中から、自分に合ったものを見つけて下さい。もちろん組みあわせても構いませんが、前述したサイクルは守りましょう。また当然のことながら、トリートメント前の洗顔も忘れずに。その際にはpHバランスのとれたクレンジングバーを利用するといいでしょう。洗い上がりがしっとりします。顔は特に敏感ですから、アルカリ性の高い石鹸で洗うと、つっぱったりかさついたりすることがあるので注意して下さい。

- 入浴もしくはシャワー直後。このときの皮膚はまだ湿気をおびていて、毛穴も十分に開いていますから、オイルの浸透もよくなります。

- フェイシャルスチームやパック（詳しくは次項「週に一度のフェイシャルトリートメント」を参照）を行ってから30分後。直後ですと、まだ老廃物が残っていてオイルが十分に浸透しませんから、気をつけて下さい。

- 5分間の温湿布を行ってすぐ。耐熱容器に、適温の湯を600mℓ入れ、そこに2枚の清潔なフェイスタオルを浸します。タオルを絞り、鼻孔と目を避けて顔を覆いましょう。ちなみにタオルを固定しておくには、仰向けに寝るのが一番です。このとき、落ち着いた音楽でも流しておけば、なおいっそう顔の筋肉もほぐれてきます。

- 戸外、それもできれば公園や田園地帯、海岸沿いなどの散歩やランニング前。新鮮な空気（特に海辺や山々のきれいな空気）とエッセンシャルオイルの相乗効果で、皮膚は驚くほど若返ります。

週に一度のフェイシャルトリートメント
スチームトリートメント

皮膚を生き生きさせるには、週に一度フェイシャルスチームを行って、汚れをしっかり落としましょう。この方法は特に、ニキビや吹き出物に悩む脂性肌の方に効果があります。ただし細絡の方は、湿気が症状を悪化させかねませんのでやめて下さい。喘息の方も同じです。濃縮蒸気が発作を引き起こす危険があります。

フェイシャルスチームを行うにはまず、耐熱容器に600mℓの湯、それも沸騰直前の熱湯を入れます。そして蒸気が逃げないよう、タオルを頭からかぶり、「テント」のようにして容器ごとすっぽりと覆ったら、そのまま5分ほど置きましょう（それ以上はやめて下さい）。その後、皮膚の表面に残った老廃物をぬるま湯で洗い流します。もちろん、この後にパックをしても構いません。

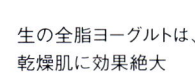

生の全脂ヨーグルトは、
乾燥肌に効果絶大

パック

週に一度パックをすれば、毛穴の汚れもきれいに落ちます。老廃物も除去できますから、美白効果も期待できるでしょう。

パックに最適な材料はハチミツとヨーグルトです。アレルギーさえなければ、このふたつは全ての皮膚質に効果があります。ハチミツは吸湿性が高く、空気中の水分を吸収することで皮膚をしっとりさせてくれます。一方ヨーグルトの乳酸には、吹き出物を抑制する力があり、皮膚の張りも増します。ちなみにヨーグルトは、生の全脂タイプをお薦めします（乾燥肌の方は特に）。また、できればオーガニックのものがいいでしょう。

どちらを単品で使っても、両方を同量ずつ混ぜて使っても構いません。1回の使用量は小さじ2、3杯。それを顔と首にまんべんなく塗ります。10〜15分たったら、ぬるま湯で洗い流して下さい。なおハチミツを使う場合には（単品であれ、ヨーグルトと混ぜてであれ）、入浴やシャワーの前にパックをするといいでしょう。優れた吸湿性を発揮して、皮膚に十分な潤いを与えてくれます。

皮膚を休ませてあげましょう

化粧品店に行くと、「老化防止」の高価な薬や、栄養たっぷりのナイトクリームなどを薦められるでしょう。けれど時には皮膚を「休ませて」あげることも必要なのです。こうした化学物質を含む化粧品を長期に渡って使用し続けた場合、皮膚が本来持っている分泌バランスを損い、ひいては皮膚が化粧品に「依存」してしまいかねません。そうなると、皮膚がつっぱったりヒリヒリしてきたりして、毎日モイスチャライザーを使わなくてはいられなくなってしまうのです。そこで、皮膚の自然な分泌バランスを取り戻すためにも、時々スキンケアを休んでみることをお薦めします。たとえば、週に少なくとも3回は就寝時のお手入れをやめてみましょう。1ヶ月もしないうちに皮膚本来の力が蘇り、目を見張るほどしっとりしてくるはずです。

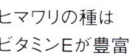

ヒマワリの種はビタミンEが豊富

栄養面からのサポート

本書で取り上げている様々な療法や、健康的な食生活にとってはもちろん、皮膚の健康にも欠かせないビタミンといえば、A、C、そしてEです。それには、有色野菜やフルーツを食べるといいでしょう。そこに豊富に含まれている抗酸化ベータカロチンが、体内でビタミンAに変わるのです。またビタミンCの摂取には、柑橘系のフルーツと新鮮な野菜が一番です。ビタミンEは多くのスキンケア製品にも添加されており、特に乾燥肌に効果があります。Eを多く含んでいる食品としては、麦芽（全粒パンに入っています）、ヒマワリの種、アーモンド、卵などが挙げられます。栄養補助剤ならイブニングプリムローズオイル（月見草油）。これにはガンマリノレン酸（GLA）という、皮膚の細胞レベルから保湿力を高めてくれる大事な脂肪酸が豊富に含まれているのです。

ビタミンCをたっぷり採って、健康な皮膚を維持しましょう

アロマセラピーのためのスキンケアチャート

皮膚質
普通肌：柔らかく滑らかで、きめも揃っている。
吹き出物やかさつきもほとんどない。

エッセンシャルオイル
ラベンダー、ローズオットー、ネロリ、
ローマンカモミール、フランキンセンス。

脂性肌：テカリがあり、一般に毛穴が大きく、
ニキビや吹き出物ができやすい
（38ページ「ニキビ（座瘡）」の項も参照）。

ラベンダー、ジャーマンカモミール、ローズマリー、
フランキンセンス、ゼラニウム、サイプレス、
ジュニパーベリー、アトラスシダーウッド、ティートリー
キャロットシード、マートル、ミルラ。

混合肌：顎、鼻、額のTゾーンは
脂っぽく、目の回りや頬、
首は乾燥している。

カモミール（ジャーマンまたはローマン）、
ゼラニウム、ローズオットー、ラベンダー、
フランキンセンス、サンダルウッド。

乾燥肌：洗顔後につっぱり感がある。
かさつき感もあり、フェイシャルラインもすっきりしない
（40ページ「乾燥してかさついている皮膚」の項も参照）。

カモミール（ジャーマンまたはローマン）、
ラベンダー、ネロリ、ローズオットー、サンダルウッド

成熟肌：張りがなく、水分、脂分ともに不足している。

フランキンセンス、スパイクナード、キャロットシード
ローズオットー、ネロリ、サンダルウッド。

敏感肌：上記のどの皮膚質であれ、きめの粗い石鹸や
ローション、特定のエッセンシャルオイルなどに過敏に反応し、
皮膚が腫れたりかゆくなったりする。
このタイプは事前に必ず24時間のパッチテストを行うこと。

アロマセラピストの指示に従う。
自分で試してみたい場合は、カレンデュラ〈浸出油〉
（113ページ参照）または無香料のスキンケア製品。

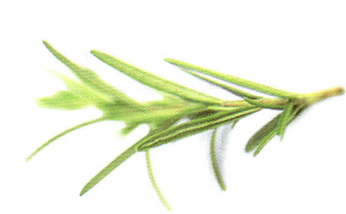

お薦めベース	参考レシピ
ベジタブルオイル：スイートアーモンド、 （軽めのベースオイルと同量ずつ混ぜ合わせた） エキストラバージンオリーブ、ホホバ、サフラワー、 サンフラワーシード、ヘーゼルナッツなど。 ローションもしくは軽めのクリーム。	ホホバオイル20mℓに フランキンセンス、 ラベンダー、 ネロリ各1滴を加えて混ぜる。
アロエベラジェル。 軽めのローション。	アロエベラジェル25mℓに マートル、 ローズマリー、 ラベンダー各1滴を 加えて混ぜる。
軽めのベースオイル：ホホバ、スイートアーモンド、 ヘーゼルナッツ、ローズヒップシード、 カレンデュラ〈浸出油〉など。 アロエベラジェルと無香料ローションを 同量ずつ混ぜ合わせたもの。	無香料ローション15mℓと アロエベラジェル10mℓを混ぜ、 そこにフランキンセンス、 ゼラニウム、 サンダルウッド、 ラベンダー各1滴を 加えてさらに混ぜる。
ベジタブルオイル：アボカド、イブニングプリムローズ、 （スイートアーモンドのような軽めのオイルと同量ずつ 混ぜ合わせた）エキストラバージンオリーブ、サフラワー、 サンフラワーシードなど。 重めのスキンクリーム。	重めのスキンクリーム15gに アボカドオイル5mℓを混ぜ、 そこにローマンカモミール2滴、 ローズオットー3滴、 サンダルウッド1滴を加えてさらに混ぜる。
ベジタブルオイル：アボカド、スイートアーモンド、 イブニングプリムローズ、ホホバ、サフラワー、 サンフラワーシードなど。 重めのスキンクリームまたはローション。	イブニングプリムローズのカプセル500mg 入りを2個用意。ピンでカプセルに穴を開け、 中身のみ無香料スキンクリーム20gに混ぜる。 そこにキャロットシードを1滴加えて さらに混ぜる。
カレンデュラオイル〈浸出油〉、アロエベラジェル。 無香料のクリームまたはローション。	

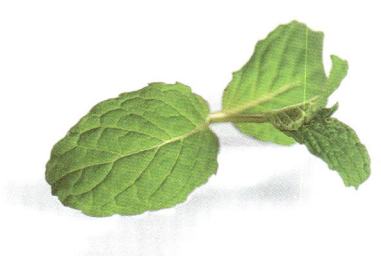

アロマセラピーのための
スキンケアチャート

あなたの皮膚質にお薦めのエッセンシャルオイルを、チャートの中から1〜3種類選び、皮膚質に合ったベースと混ぜて下さい。ちなみに顔と首のトリートメントの場合、ベースとなるベジタブルオイルやクリーム、ローションを小さじ1に対して、エッセンシャルオイルは通常1滴、つまり希釈率は1％となります。ベースにアロエベラジェルを使うなら、希釈率はさらに低く0.5％、小さじ2杯のジェルに対して、普通はオイル1滴で十分です（詳しくは18ページのチャートを参照）。

自宅でできるマッサージ

本格的なアロマセラピーにボディマッサージは欠かせませんが、これぱかりは本を読めばできるというものではありません。したがって、きちんとマッサージ法を習得したいなら、やはり専門の学校などに通うのが一番でしょう。ですが、自分で簡単にできて、高い効果も期待できるマッサージもあります。それが乾膚ブラッシングとセルフマッサージです。いずれも自宅ででき、アロマセラピーの効果も高まります。その上、日々の健康管理にも多いに役に立つのです。

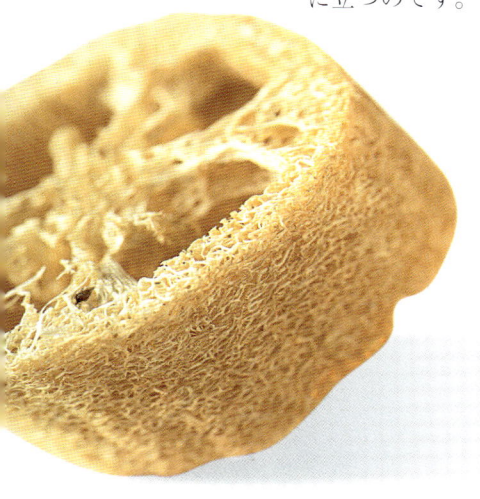

ヘチマを使って血行を
よくしましょう

乾膚ブラッシング

乾いた皮膚をブラッシングすることでリンパ液の流れをよくし（65ページを参照）、新陳代謝も促進します。また、皮膚表面の古くなった角質を擦り落としますから、くすみもとれ、きめも細やかになります。しかもこのブラッシングは、多くの医療関係者も言っているように、プロによる全身マッサージ同様の刺激を身体に与えることができるのです。必要な道具は、植物繊維で作られた専用の毛ブラシだけ。取り外し可能な長い柄もついていますから、背中のブラッシングも簡単にできます（品揃えのいいヘルスストアにはたいてい置いてあるでしょう）。もちろん専用のブラシがなくても、麻の手袋かヘチマがあれば大丈夫です。

ブラッシングは1日1回——少なくとも週に3回——朝、シャワーを浴びたり入浴する前に5分ほど行います。腕や足ごとに、大きな曲線を描くようにしてブラッシングしていきましょう。あくまでも優しく。あまり力を入れると、慣れていない方などは特に、かえって皮膚を傷つけてしまいますから気をつけて下さい。最初は足からです。足の裏も忘れずに。前も後ろも、下から上へとブラッシングしていきます。臀部が終わったら、次は背中へ。ここでも必ず、心臓に向ってブラシを動かしていきます。それから手へ。掌と甲をまんべんなくブラッシングしてから、肩に向ってブラシを移動させていき、肩が終わったところで胸へとおろしていきます（ただし乳頭は避けて下さい）。そして最後が腹部です（陰部は行いません）。腸の形に沿って、時計回りに優しくブラッシングします。

注意：湿疹や乾癬、その他皮膚病をお持ちの場合、乾膚ブラッシングはおやめ下さい。また静脈瘤の箇所は避けて下さい。

◆ セルフマッサージ

　セルフマッサージを行うなら、温かいシャワーを浴びたり入浴した直後がお薦めです。皮膚が十分湿気をおびていて、毛穴も開いていますから、オイルの浸透もよくなります。また、マッサージの際には必ず、心臓に向って手を動かしていって下さい。それによって血行がよくなるのです。では、少量のオイルを掌でこすって温めたら、足から始めましょう。両手を交互に使って、軽く叩くように下から上へとマッサージしていきます。もちろん腕は、一方の掌だけでやらなければなりませんが。最初は軽く、徐々に力を入れていきます。

　こうしてある程度血行を刺激したら、次は太股やふくらはぎ、臀部といったふっくらした部分をもんでいきます。このとき、床にタオルをひいて座り（または湯を抜いた浴槽の中）、軽く膝を曲げ、足の裏を床（や浴槽）にぴったりつけておくと、足の筋肉に余分な力が入らず、簡単かつ快適にマッサージができるでしょう。大きく円を描きながら、パン生地をこねるような感じで少しずつもんでいき、筋肉の緊張をほぐしていきます。

　最後に腹部ですが、ここは立ったままでも仰向けでも構いません。まず掌をあて、優しく擦るように時計回りに動かしていきます。これによって消化も促進されるのです。そして仕上げに足同様、両手を交互に使って軽く叩くようにマッサージをします。

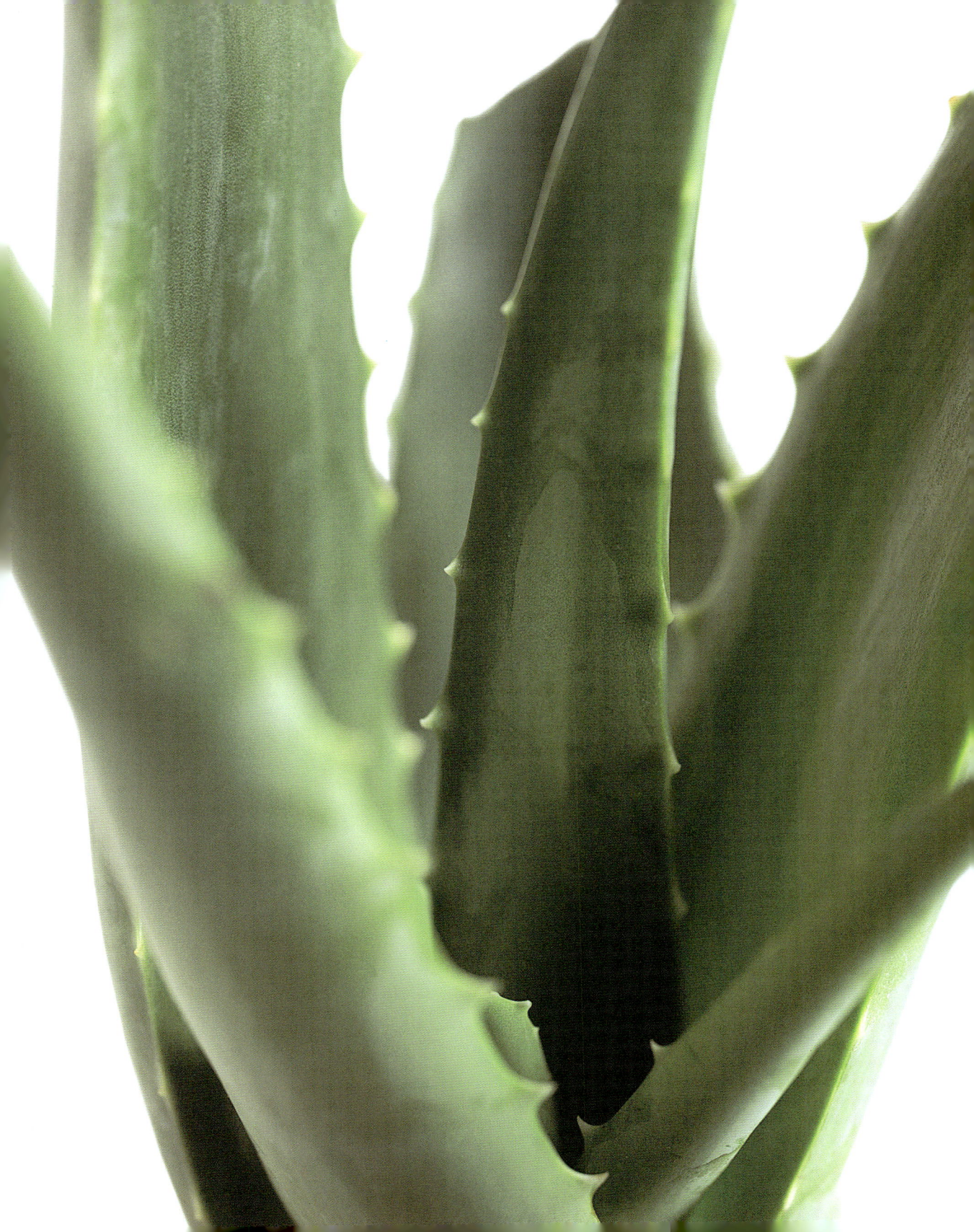

基本となるオイル、
よく使われるベース

エッセンシャルオイルは種類もブレンド法も多く、初めての方は何を選べばいいのか迷うかもしれません！ そんな時はまず2種類——ラベンダーとティートリーを購入しましょう。あるいは、もっと本格的にアロマセラピーを勉強してみたいという方には、初心者用に10種類のオイルを揃えたキットをお薦めします。これだけあれば様々な香りを作り出すこともでき、一般的な疾患にも十分に対応できます。もちろん、一度に10種類全て揃えず、まずは以下に挙げるリストのうち最初に記した5種類から始めても構いません。そして、各オイルの特質や使用法をマスターした上で、徐々に新しいオイルを買い足していくといいでしょう。

初心者用アロマセラピーキット
エッセンシャルオイル：ラベンダー、ティートリー、ローマンカモミール、ローズマリー、ゼラニウム、レモン、クラリセージ、ジュニパーベリー、フランキンセンス、イランイラン。

キャリアオイル：スイートアーモンド。

エッセンシャルオイル蒸散器：ロウソクの炎（または電気）でエッセンシャルオイルを温め、香りを拡散させるもの。リフレッシュしたい時や、室内の消臭などに利用します。ヘルスストアやクラフトショップ、アロマセラピーの専門店などで入手可能。

ベースとなるもの
本書のレシピでは、エッセンシャルオイルをブレンドするものとして、様々な天然の成分——治療効果のある成分を取り上げています。そこでこの章では、そうした産物の個々の特徴や、アロマセラピーならではの使い方を見ていきましょう。

ベジタブルオイル、油脂、ワックス
♦ オリーブオイル

地中海原産のオリーブ。その木に実る、まだ固く未熟な実から搾った油がオリーブオイルです。ただ一口にオリーブオイルといっても品質は様々で、精製を重ねてほとんど香りの飛んでしまっているものから、「エキストラバージン」と呼ばれる最高級のものまで多岐に渡っています。この「エキストラバージン」は、最初に搾った油だけを未精製のまま使用した、濃厚で芳純なオイルです。しかしアロマセラピーのマッサージに用いる場合には、二番絞りの油——バージンオリーブオイルがいいでしょう。バージンオイルも濃厚ですが、香りはマイルドです。このバージンオイルとエキストラバージンには、必須脂肪酸とビタミンEが豊富に含まれています。なお、オリーブ独特の香りや濃厚さを和らげたい場合には、サンフラワーやスイー

アボカドオイルには、乾燥肌や成熟肌をしっとりさせる効果があります

トアーモンドのような軽めのオイルと同量ずつ混ぜて使うことをお薦めします。オリーブオイルは、精製品も未精製品も、スーパーなどで簡単に入手できます。

● アボカドオイル

アボカドオイルは、南米原産のアボカドの果肉から冷搾したものが最高級品とされています。エメラルドグリーンのかなり濃厚なオイルですが、これは搾油時の加熱や過度の精製が行われていないことの何よりの証でしょう。精製されたアボカドオイルは淡黄色で、香りも栄養分もほとんど飛んでしまっていますが、冷搾オイルには、必須脂肪酸(体内では合成されず、食事から摂取しなければならないもの)やベータカロチン、ビタミンEが豊富に含まれています。また、粘度が高いにも関わらず優れた浸透性を有しているので、乾燥肌や成熟肌のトリートメントには最適です。カプセル状のものもありますから(薬局で購入可)、それを内服しておけば、過度の日光浴による皮膚の乾燥や脱水症も防げます。外用のオイルは、瓶入りのものをアロマセラピーの専門店で買い求めて下さい。

● ヘーゼルナッツオイル

このオイルは、北米やヨーロッパに自生する低木、ヘーゼルナッツの実から温搾したものです。リノレン酸をはじめ、必須脂肪酸が豊富に含まれています。甘く、パンチのある木の実のような香り。また粘度が低いため、非常にさらりとした軽いオイルになっています。アボカドオイル同様浸透性が高く、収斂性にも秀でています。品揃えのいいスーパーやヘルスストア、アロマセラピーの専門店などで入手可能。

ヘーゼルナッツには必須脂肪酸が豊富に含まれています。

● サフラワーオイル

インドや中国を原産とする、アザミによく似たベニバナ。その種子から搾油したのがこのサフラワーオイルです。未精製オイルの場合、必須脂肪酸の中でも特にオメガ6系の含有量が多く、ビタミンEも相当量含まれています。美しい金色で、わずかに木の実のような香りがします。ただし非常に酸化しやすく、鮮度を保っておくのは容易ではありません。したがって、必ず冷蔵庫に保管して下さい。ちなみに精製オイルですと、栄養面では劣りますが保存はききます。

● グレープシードオイル

名前の通り、ブドウの種子から搾油したオイルです。ただし、冷搾したものは入手不能です。粘度が高すぎ、異臭を放つためと思われます。ですが精製すれば、わずかに緑がかった美しい色合いの非常にさらりとしたオイルになります。また、香りもほとんど飛んでいるので、ボディマッサージ用の刺激の少ないベースオイルとして、アロマセラピストに愛用されています。ただ精製度が高くなると栄養分もほとんど抜けてしまい、ビタミンEのような脂溶性のものしか残りません。

● サンフラワーオイル

オニヒマワリの種子から搾油します。ほとんどのサンフラワーオイルは精製度が高く、栄養分はわずかしか残っていません。淡黄色から濃黄色まで様々ある、ほのかな香りのオイルです。また未精製オイルには、「サンフラワーシード」というラベルが添付されています。こちらはさらりとしており、甘く、木の実のような香りがかすかにします。必須脂肪酸やビタミンEも豊富です。値段も手頃で、

様々なエッセンシャルオイルとも相性がいいため、非常に使いやすいキャリアオイルといえるでしょう。精製、未精製どちらもスーパーやヘルスストアで購入できます。

♦ スイートアーモンドオイル

アーモンドの種子から搾油したオイルは、さらりとしていて非常に軽く、きれいな淡黄色をしています。キャリアオイルとしては最も使用頻度が高く、ボディマッサージに利用すれば、皮膚の「滑り」をよくしつつ、ゆっくりと浸透していきます。精製オイルは薬局で入手できますが、香りも栄養分もほとんど残っていません。一方、未精製オイルは通常アロマセラピーの専門店でしか取り扱っていませんが、木の実を思わせる繊細な香りが漂い、必須脂肪酸とビタミンDも豊富に含まれています。

♦ イブニングプリムローズオイル（月見草油）

北米に自生し、黄色い花をつけるメマツヨイグサ。その種子から搾油したのがこのオイルです。脂肪酸の一種であるガンマリノレン酸（GLA）を豊富に含んでいるため抗炎症性が高く、特に皮膚のかさつきや腫れ、かゆみによく効きます。瓶で購入しても構いませんが、非常に酸化しやすいオイルですから（しかも悪臭を放ちます）、カプセルで求めることをお薦めします。その上で、中身のみをレシピに従って自家製のスキンクリームに混ぜていきましょ

う。ちなみにこのカプセルは、ヘルスストアや薬局で手に入ります。

♦ キャスターオイル（ひまし油）

トウゴマの種子から搾油した、粘度の高い重めのオイルです。市販のヘアコンディショナーやスキンクリーム、口紅や目薬にも使用されています。また軟化薬として、自家製のリップクリームにもよく用いられます。購入する場合には、薬局やハーブ療法の専門店、無添加化粧品店などに行くといいでしょう。

♦ ココアバター

炒ったカカオ豆をすりつぶし、植物性脂肪を分離したものがココアバターです。西インド諸島のカカオ農園で働いていた女性は、このチョコレートの香り漂う滑らかな練り油を皮膚に塗っていたため、皮膚がしっとりしていたのです。また、妊娠線の予防にも最適でした。もちろん今でも、市販の様々なクリーム（顔、手、全身用など）にも入っていますし、自家製のアロマセラピー用スキンクリームにも、ぜひ加えてみて下さい。固形のオイルですが、人肌程度にまで温めればすぐに溶けますから、扱いも簡単です。ハーブ療法の専門店や無添加化粧品店などで取り扱っています。

♦ ビーズワックス（蜜蝋）

ミツバチは、集めてきた蜜や花粉を巣に貯蔵しておきますが、その際巣に封をしておくのが、ミツバチの体内から分泌される蜜蝋です。この蜜蝋は、蜜を回収した後の巣を熱湯に浸ければ、自然に溶け出してきます。あとはそれを取り分けて固めておけばいいだけです。こうして作られたビーズワックスは、多くのスキンクリームやローションに利用されています。非常に保湿性に優れており、しかも毛穴

イブニングプリムローズオイルは抗炎症性に秀でています

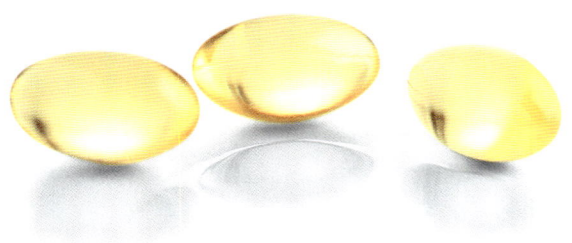

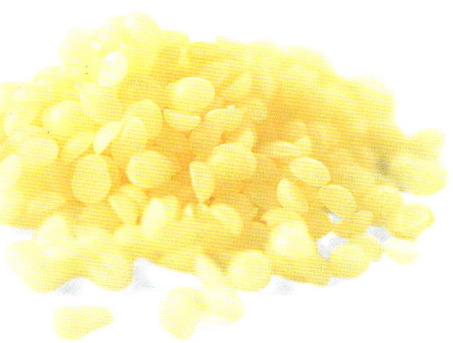

ビーズワックスの顆粒をベジタブルオイルと混ぜてスキンクリームを作りましょう

を詰まらせることもありません。また、溶かしてベジタブルオイルと混ぜれば、良質のキャリアオイルにもなります。クラフトショップ、またはハーブ専門店にお問い合わせ下さい。固形タイプも、溶かしやすい顆粒タイプもあります。

植物系のベース

ハイパーカル軟膏

オトギリソウとマリーゴールドの花のエキスを含んだ、皮膚によく効く軟膏です。これさえあれば、救急箱などなくても、やけど、切り傷や擦り傷、腫れ物や発疹などにも十分に対応できます。また、レシピに従ってエッセンシャルオイルと混ぜれば、ヘルペスや水虫にも効きます。ヘルスストアや薬局で購入して下さい。

アロエベラジェル

アフリカ原産の多肉植物アロエベラから抽出したもの。肉厚の細長い葉を切れば、透明な粘液がたっぷり搾れます。湿疹ややけど(日焼けを含む)といった皮膚の炎症に効果的です。モイスチャライザーとして使えば、皮膚のテカリや鬱血を抑えてくれます。また、非脂肪性のキャリアオイルとしても活用可能です。購入はヘルスストアで。ただし、アロエベラ製品を買い求める場合には必ずラベルをチェックして、植物エキスが少なくとも85％は含まれていることを確認して下さい。

セントジョーンズワートチンキ

治療薬としても消毒薬としても使えるチンキ。オトギリソウの葉と花を、アルコールと水を混ぜたものに浸し、ふやかして作ったものです。内服すれば(小さじ半杯のチンキを、カップ1杯の水で希釈したものを1日3回)、抗うつ効果や鎮静効果があり、軟膏やローションと混ぜて外用薬として用いれば、やけどや切り傷、裂傷や腫れ物にも効きます。また、より効果的に皮膚を癒すため、カレンデュラチンキと同量ずつ混ぜて使うこともよくあります。ハーブ専門店やヘルスストアで購入するといいでしょう(124ページ「オトギリソウ」の項も参照)。

カレンデュラチンキ

鎮静効果もあり、治療も消毒もできるチンキです。アルコールと水を混ぜたものにマリーゴールドの花を浸し、ふやかして作ります。軟膏やローションに混ぜて使えば、腫れ物、皮膚のひび割れや炎症、虫刺され、軽度の熱傷、やけど、切り傷、擦り傷などによく効きます。また殺菌性にも優れているので、水虫や白癬にも効果があります。セントジョーンズワートチンキと同量ずつ混ぜて使うことで、一段と高い治療効果も期待できるでしょう。ハーブ専門店やヘルスストアで取り扱っています(113ページ「カレンデュラ」の項も参照)。

チンキが作れるマリーゴールドの花

食材のベース

◆ ハチミツ

昔からハチミツには治療効果があるといわれてきました。外用薬として利用すれば、その優れた殺菌性が、吹き出物や日焼けを癒してくれます。入浴時に加えたり、自家製の軟膏と混ぜたり、パックとして使えば、皮膚がしっとりしてくるでしょう。また良質のキャリアオイルとして、様々な療法にも対応可能です。ちなみに最高品質のハチミツは、冷搾された、わずかに濁りのあるものといえるでしょう。濁りは適度な花粉の混入を示すものであり、ひいてはビタミンや酵素が十分に含まれている証だからです。こうしたハチミツは、養蜂業者が扱っているほか、品揃えの充実した食料品店、ヘルスストアなどにもあります。

◆ ミルク

ミルクを入浴時に加えれば、乳酸が古い角質を優しく除去してくれます。それによって皮膚の保湿力が増し、しっとりと滑らかになってくるのです。中でもヤギのミルクは皮膚のトリートメントに最適です。湿疹もある程度抑えてくれます。クレンジングとして使う場合でも、脂性肌をはじめ全ての皮膚質に対応可能で、シミも薄くできます。

◆ オート麦

オート麦をスキンケアに利用すると、殊の外皮膚が滑らかになります。フレーク状のものであれ粗びき粉であれ、軽く擦れば古い角質を簡単に除去できるのです。袋に入れて風呂の湯に浮かべても、皮膚がしっとりしてくるでしょう（これは特に湿疹によく効きます）。さらに、ミネラルウォーターまたはヨーグルトと混ぜてペースト状にしたものをパックに利用すれば、汚れをしっかり落とせますから、美白効果も期待できます。

◆ 米粉

これは、白米をすりつぶして作った、クリーム色の非常にきめの細かい粉です。絹のように滑らかなこの粉は、20世紀まではフェイスパウダーとして広く利用されてきました。現在ではその自然な製法、成分から、市販のタルカムパウダー――敏感肌を刺激するホウ酸や合成香料が含まれているものが多くあります――の代替品として重宝されています。品揃えの豊富な健康食品店で購入するといいでしょう。

◆ ヨーグルト

新鮮な生の全脂ヨーグルト（それもできれば無添加のオーガニックタイプ）は、スキンケアに最適です。全ての皮膚質に対応可能ですが、特に極端な乾燥または脂性肌に効果があります。ヨーグルトの乳酸と皮膚の皮脂膜の酸度が似ているため、皮膚を潤す皮脂がバランスよく分泌されるようになるのです。したがって、（グリーンクレイと混ぜるなどして）フェイスパックやボディパックとして用いれば、脂性肌や皮膚の鬱血を優しく癒してくれます。ヘルスストアやスーパーで購入して下さい。

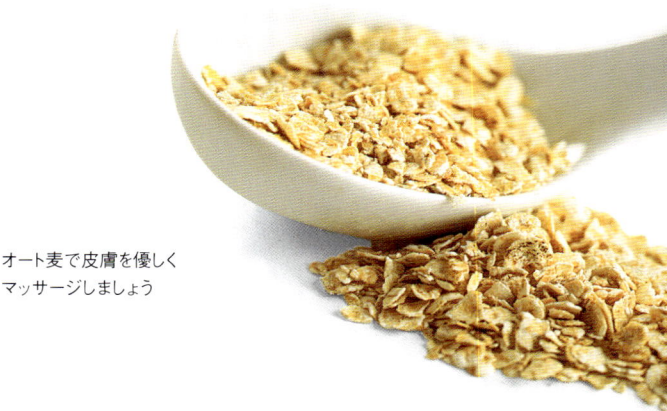

オート麦で皮膚を優しく
マッサージしましょう

リンゴ酢

リンゴ酢には、約5％のリンゴ酸が含まれています。このリンゴ酢と、自然発酵させたワインビネガー（フランスで人気があります）以外は、たいていのビネガーが皮膚への使用に向きません。酸が強すぎるからです。けれどリンゴ酢は、スキントニックやヘアトニック、頭皮のマッサージ剤などにも入っています。リンゴ酢の力で、酸性またはアルカリ性に傾いてしまった皮膚のバランス――0から14の数値で表されるpH値――を正常に戻していくのです。ちなみに健康な皮膚のpH値は5.4から6.2。弱酸性を保つことで、様々な感染から身体を守っているのです。このリンゴ酢を、水をベースとしたアロマセラピーのローションに混ぜれば、エッセンシャルオイルをより均一に拡散させることができます。しかもリンゴ酢の香りは、皮膚に触れたとたん消えてしまいますから、オイルの香りを邪魔することもありません。スーパーでもヘルスストアでも扱っています。

コーンフラワー（穀粉）

トウモロコシやサトウモロコシの種子を細かくすりつぶして作ったもので、コーンスターチともいわれています。主としてボディパウダーに利用されており、単体でもエッセンシャルオイルと混ぜても使用可能です（27ページ「米粉」の項も参照）。スーパーや食料品店で買い求めるといいでしょう。

無機物のベース

死海の塩

死海から採れる塩の治癒効果は、2000年以上も前からいわれてきました。この塩には、マグネシウム、カリウム、カルシウム、そして微量のミネラルが含まれています。入浴時に入れれば、関節痛や筋肉痛を緩和してくれ、皮膚のかさつきを優しく癒してくれます。さらに神経系のリラックス及び疲労回復にも効果があるのです。薬局やヘルスストアで購入して下さい。

グリーンクレイ

かつてエジプトやギリシア、ローマでは、粘土を内服したり外用したりして様々に活用していました。解毒、治癒、肉体疲労の緩和、皮膚の活性化といった身体面はもちろん、心の健康にも。そして今日でも、カオリン（白粘土）を含む数種類の粘土が健康や美容のために利用されているのです。中でも最も人気があるものといえば、やはりグリーンクレイでしょう。このグリーンクレイには、ミネラルや微量元素――二酸化硅素、マグネシウム、チタニウム、鉄、カルシウムなど――が大量に含まれているのです。ただし、敏感肌及び乾燥肌の方は使用を控えて下さい。ヘルスストアや薬局、ハーブ専門店に置いてあります。

蒸留水
蒸留精製水

蒸留水は、本書のレシピにも頻繁に登場します。スキンクリームやローションを作る際、水道水（またはミネラルウォーター）を使うと微生物が混入してしまうからです。微生物の増殖は早く、クリームなどはすぐに傷んでしまいます。したがって、水道水（やミネラルウォーター）は決して使用しないで下さい。その代わり、レシピ通りに蒸留水を使えば、鮮度を保つことができます。薬局で買い求めましょう。

ローズウォーター

ローズウォーターは古くから、スキンクリームやトーナー（化粧水）に利用されてきました。オレンジフラワーウォーター同様、通常はエッセンシャルオイルの蒸留抽出の過程で副産物として生じるもので

蒸留に使われるバラの花びら

す。しかし少量のオイルを抽出するにも、新鮮なバラの花びらを大量に要するため、原料の花が比較的少なくてすむローズウォーターだけを作っている蒸留業者もあります。このローズウォーターをはじめ、純粋なフローラルウォーターはいずれも、アロマセラピーの専門店でしか入手できません（後出の「オレンジフラワーウォーター」の項も参照）。ですが、化粧水やアフターシェーブローションとして、乾燥肌、敏感肌、成熟肌をはじめ、全ての皮膚質の方に快適に使っていただけます。また蒸散すれば、リフレッシュ効果が望めます。

ウィッチヘーゼル

ウィッチヘーゼルは北米原産の低木で、幹をよじるようにしながら群生しています。ネイティブアメリカンの部族では、腫れ物や腫瘍ができると、ウィッチヘーゼルの樹皮を煎じたものを湿布として利用していました。現在薬局に並んでいるウィッチヘーゼルは、葉と小枝から水蒸気蒸留したものに、防腐剤としてアルコールが加えられているのが普通です。切り傷や打撲傷、腫れ物などの応急療法によく用いられています。

オレンジフラワーウォーター

オレンジフラワーウォーターは、エッセンシャルオイル（ネロリ）を蒸留抽出する過程で得られる副産物です。一般の薬局で扱っているものは、ほとんどが濃縮還元されています。純粋なフローラルウォーター（蒸留器からの直接収集）は「芳香蒸留水」といわれ、アロマセラピーの専門店にしか置いてありません。ですが上質の代替品なら、エッセンシャルオイルの専門店でも扱っているところがあります。これは、少量のアルコールにネロリ（またはローズ）のエッセンシャルオイルを加え、蒸留水で希釈したものです。

オレンジフラワーウォーターは、ローズウォーターに比べて収斂性が高いため、特に脂性肌のスキントニックやアフターシェーブローションに適しています。また、蒸留水だけでなくスキンクリームと混ぜることも可能です。蒸散すれば、リラックス効果や高揚効果が望めます。

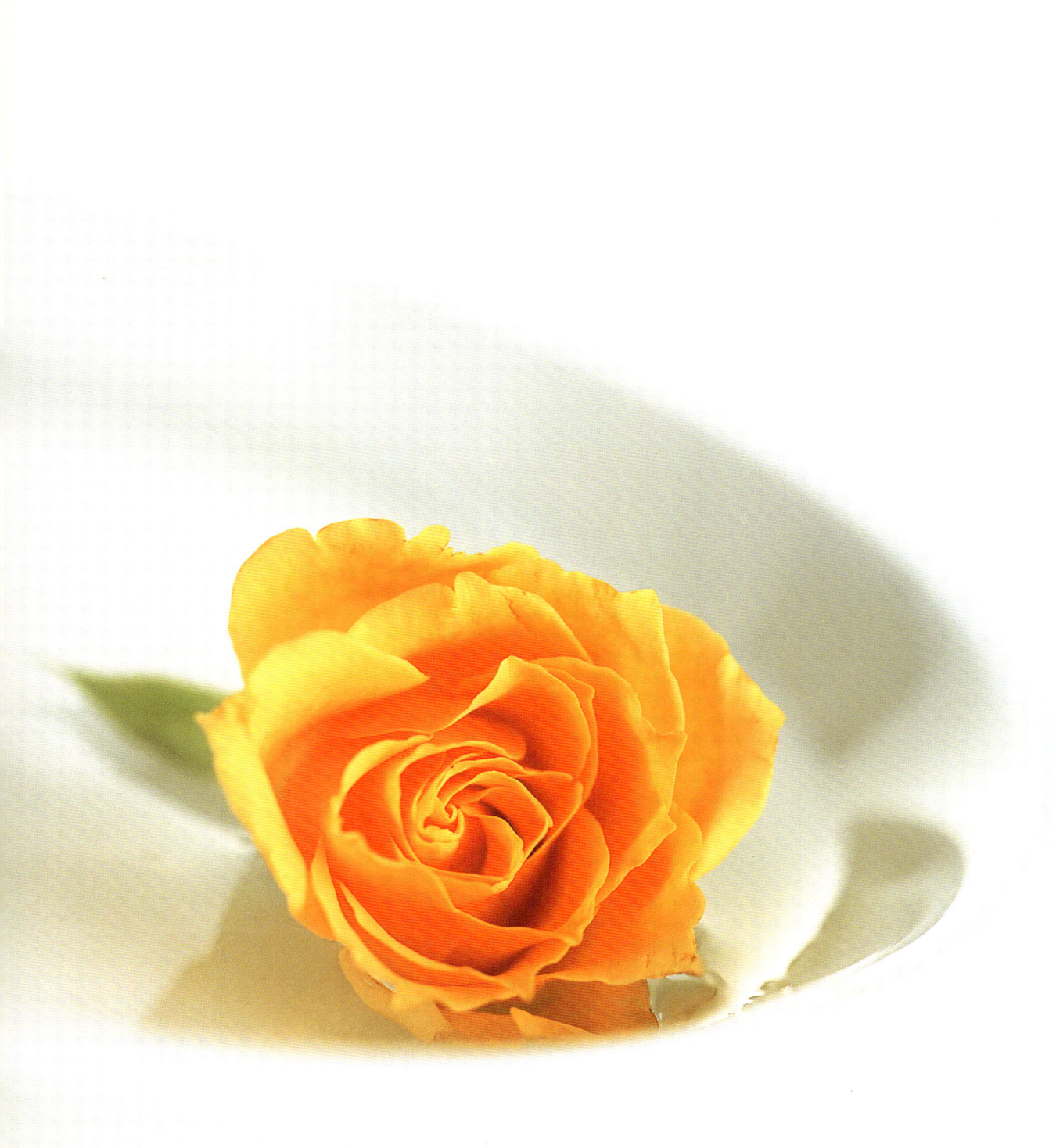

ブレンドについて

芳香薬としてであれ、室内の空気清浄としてであれ、香りをブレンドすることはとても楽しく、それだけでも心身の健康に大いに役立ちます。そのためのレシピが、本書には多数掲載されていますが、ここではまず、ブレンドの基本を見ていきたいと思います。この基本さえしっかりと身に付けておけば、いずれあなたならではのブレンドを編み出して、あなたはもとより家族や友人をも癒してあげられるようになるでしょう。

香りの好み

　エッセンシャルオイルは単品で使ってももちろん構いません。ですがアロマセラピストはよく、相手の心身の状態に応じて2、3種類、またはもっと多くのオイルをブレンドしています。そうすることで芳香性——治療には欠かせない大事な要因——が増すからです。一般にティートリーやユーカリは医薬品に似た香りといわれ、ローズやイランイランは甘くフローラルな香りと評されていますが、好悪は人それぞれ、体質や性格、香りにまつわる記憶などによって大きく異なってきます。

　多くの研究によると、快感になれば、脳内のホルモン、それもエンドルフィンやエンケファリンなどのいわば天然の麻薬——「幸福感」をもたらす化学物質を誘発します。そしてこの快感にはもちろん、好きな香りを楽しむといったことも含まれています。しかもこれらの物質の受容体は脳内に留まらず、身体の他の部位——皮膚や、免疫システムである白血球（単球）内でも確認されており、それゆえ自己治癒力も増していくのです。

樟脳のような香りを持つユーカリ

　また香りの研究者が、脳波計を使って脳の電気活動を記録してみたところ、面白いことがわかりました。嫌いなエッセンシャルオイルの香り——それも吐き気を催すほどの——を嗅ぐと、本来ならあるはずの中枢神経系への効果が全く見られないというのです。確かにエッセンシャルオイルの中には、鎮静効果の高いものや抗うつ性に優れたもの、気分を高揚させてくれるものもあります。しかしそれが苦手な香りであるならば、そのオイルの効果を期待することは難しいでしょう。ただ多くのアロマセラピストもいっているように、たいていの人は、様々な状況に応じて、心と身体に最適なエッセンシャルオイル（またはブレンドオイル）を自然と察知していけるのです。ある種の香りに含まれる薬効が不要になったために、その香りを敬遠するようになるというのも一例でしょう。たとえば月経前の女性は普通、ローマンカモミールの香りを優しい甘さと感じます。このオイルには穏やかな鎮静効果があり、頭痛や皮疹、不眠といった、月経前緊張症候群（PMS）の諸症状にもよく効くからです。ところがこのような症状が治まると、同じオイルにも関わらず、今度は「甘ったるい」と感じることがよくあります。ですがこうした現象は、化学薬品はもちろん、化学化合物をさほど使用していない合成香料にも見られません。したがってこの複雑さこそが、天然のエッセンシャルオイルの特徴といえるでしょ

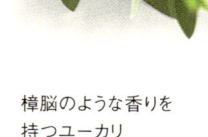

う。エッセンシャルオイルは、わずか1種類でさえ、何百という生化学成分を含んでいます。つまり、全てのオイルに多様な効能があるということで、逆に言えば、ひとつの効能を、数種の異なるオイルが有しているということになります。苦手な香りがあっても、その代わりをする他の香りはきっとあるのです。

🟠 香りのノート

アロマセラピストの中にも、ブレンドする際「香りのノート」——揮発性の高さに応じてオイルを分類したもの——に拘る人がいます。この分類に従って、トップ、ミドル、ベースとそれぞれのノートからオイルを選択、ブレンドしていけば、バランスのいいオイルができ上がるのです（各オイルのノートは、「エッセンシャルオイル一覧」に記してあります）。柑橘系のオイルを含むトップノートは揮発性が高く、すぐに香りが拡散します。ミドルノートのオイル（ローズ、ネロリ、ローズマリーなど）は、トップよりもゆっくりと拡散していきます。ブレンドに落ち着きと充足感をもたらしてくれるオイルです。逆にパチュリーやベチバー、サンダルウッドといったベースノートのオイルの場合は、容易に拡散しません。つまり、香りが比較的長くもつということです。しかも他の香りの「不揮発性」も高めることができます——トップやミドルノートの拡散スピードを抑える効果があるため、ブレンドオイルをより長く楽しむことができるのです。

だからといって、香りのノートに固執することはありません。この分類法を生み出したのはあくまでも調香師であって、アロマセラピストではないのですから。たとえばベースノートを見てみましょう。このノートのオイルはいずれも、やる気を出したい時に蒸散剤として用いても（ハンカチからの吸入でも）効果はありません。集中力を高めたい場合には、トップやミドルノートから、浸透性とリフレッシュ効果に秀でた、揮発性の高いオイルを選択しなければならないのです。レモンやペパーミント、パイン、ローズマリーなどを。こうしたオイルに、サンダルウッドやベチバーといった揮発性の低いベースノートのオイルをブレンドすると、最後まで鎮静効果が残り、逆効果となってしまうのです。

🟠 香り合わせ（香りの系統）

ブレンドの際には、「系統」も参考にするといいでしょう。これは基本的に、ブレンドしやすい香りごとにまとめたものです。ただし中には、その性質から複数の系統に含まれるオイルもあります。たとえば、ラベンダーといえば明らかにハーブ系とフローラル系でしょうし、ベチバーには土系や樹木系といった印象があります。ですがそれはそれとして、以下の表に5種類の系統と、系統ごとの相性のいい組み合わせを挙げておきます。他にも失敗のないブレンドとして、スパイス系と柑橘系（ジンジャーとレモン、ベルガモット）、フローラル系と柑橘系（イランイランとレモン）、スパイス系と樹木系（ジュニパーベリーとシダーウッド）、樹脂系とフローラル系、柑橘系（フランキンセンスとローズ、マンダリン）などがあります。樹木系と樹脂系も相性が良く、シダーウッドとフランキンセンスのブレンドは定番に

🟠 ハーブ系
ローズマリー、マージョラム、ペパーミント

🟠 柑橘系
ベルガモット、マンダリン、レモン

🟠 フローラル系
ローズ、ネロリ、イランイラン

🟠 樹木系
シダーウッド、サンダルウッド

🟠 土系
ベチバー、パチュリー

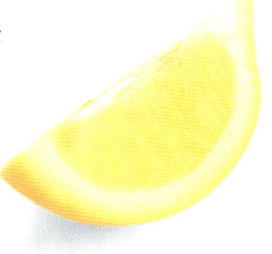

ブレンドについて

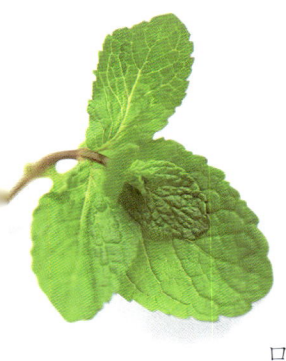

香りの強いペパーミントは少量の使用がお薦めです

なっています。またハーブ系同士もブレンドしやすく、特にお薦めなのが、レモンに似たフローラル系の香りを持つパルマローザと、少量のレモングラスの組み合わせです。もちろん、全く個性の異なるオイルを思い切ってブレンドしてみるのもいいでしょう。たとえば、昔から利用されてきたにも関わらず、なじみの薄いフランキンセンスに、日々の暮らしに定着しているラベンダーをブレンドしてみたり、ローズに似た香りのゼラニウムに、少量(それもごく少量!)のペパーミントを合わせる、または個性的なネロリに、土系のパチュリーやベチバーを少し加えてみるなど。

ちなみに、どのオイルとも違和感なくブレンドできるのがクラリセージとプチグレンです。単品使用の場合には、これといった特徴がないため物足りなさを感じますが、他のオイルとブレンドすれば(どちらか一方でも両方でも可)、「媒体」として働き、揮発性の高いオイル(ベルガモットやマンダリンなど)と低いオイル(シダーウッドやサンダルウッドなど)とをうまく調和させることができるのです。

◉ 香りの強いオイルのブレンド

エッセンシャルオイルの中には、非常に香りの強いものがあります。そのようなオイルは控え目にブレンドしていかないと、他のオイルの香りを消してしまいますから注意して下さい。なお、オイルごとに異なる香りの強弱を嗅ぎ分けられるようになるまでは、「香りの強度」──「エッセンシャルオイル一覧」の各項に記してあります──を参考にするといいでしょう。

その意味でブレンドの難しいオイルといえば、まずティートリーが挙げられます。医薬品に似た強い香りは他の香りを圧してしまいがちですが、柑橘系のオイル、特にレモンとは相性が良く、少量加えるだけで素晴らしいブレンドオイルができ上がります。このティートリーの他にも、レモングラス、パルマローザ、パチュリー、システ、ペパーミント、ベチバーが強い香りを有しています。こうしたオイルをマッサージ用などにブレンドするには、キャリアオイル25mlに対してまず最初に1滴たらします。その後、他のオイルを1滴ずつ加えていき、自分の好みにあった香りに仕上げていきましょう。入浴時に加える場合でも1滴で十分です。あとは、相性のいい他のオイルを数滴加えて下さい。

◉ まず香りを確かめる

数種類のオイルをブレンドする前に香りを確かめておけば、ブレンドオイルの香りも想像がつきます。そこでまず、吸い取り紙を細長く切って、試香紙を作りましょう(エッセンシャルオイルの専門店には、既製の試香紙が置いてあります)。次に、試香紙の先端に各オイルを1滴ずつたらしていきます。この時、異なるオイルを同じ試香紙にたらさないよう気をつけて下さい。それから全ての試香紙を扇型に広げて持ち、鼻先で軽く揺らして香りを拡散させます。好みの香りになっていますか。しばらくしたら、今度は他の組み合わせでも試してみるといいでしょう。単品とは異なる、ブレンドならではの様々な香りを楽しんで下さい。

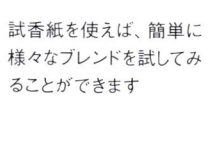

試香紙を使えば、簡単に様々なブレンドを試してみることができます

治療薬のブレンド

まず最初に、疾患に最適な効能を有するオイルの中から、好きな香りのオイルをひとつ選択します。たとえば精神的緊張と筋肉痛に苦しんでいるなら、選択肢として真っ先に挙げられるのがラベンダーです（香りが好きであれば、ですが）。それからブレンドするオイルを探していきます。この場合には、フランキンセンスとネロリを少量加えるといいでしょう。ラベンダーの香りが苦手でも、シダーウッド、クラリセージ、カモミールなどの代替オイル——筋肉の張りを和らげ、鎮静効果のあるオイルはたくさんあります。したがって、こうしたオイルを基本に、相性のいいオイルをブレンドしていきます。

なお、巻末「エッセンシャルオイル一覧」の各項には、ブレンドガイドも付記してありますので、相性のいいオイルを選択する際の参考にして下さい。ただし、あくまでも留意すべきは各オイルの特性です。たとえば、ローズをベースにリラックス効果の高いオイルを作りたい場合、ブレンド可能なオイルは鎮静性に優れたもの——カモミールやネロリ、クラリセージなどです。もちろんこの他にも、ローズと相性のいいオイルはあります。しかしジンジャーやブラックペパー、カルダモンやコリアンダーなどには高揚効果が含まれているため、リラックスを目的としたブレンドには逆効果なのです。

また、他の人のためにオイルを選ぶ時には、（嗅覚を休ませる意味も含めて）自分で最後まで決めてしまわず、相手の心身の状態に適したオイルを、その特性に応じて6〜8種類ほど揃えるに留めます。それを相手に示し、好きなものを1〜4種類選んでもらうといいでしょう。その際相手が2種類以上のオイルを選択したら、あなたの腕の見せ所です。学んだことを活かして、バランスのいいブレンドオイルを作ってあげて下さい。ただしその中身は、相手の症状の変化に応じて変えていかなければならないことを忘れずに。

こうしたブレンドは一見難しそうですが、真剣に取り組んでいけば、驚くほど短期間でその技術を習得することができます。肝心なのはブレンドの比率。それさえ守れば、どんな素晴らしいブレンドオイルが誕生しないとも限らないのです。可能な組み合わせは無数にあります。そこでまずは効能、次に香りを基準にブレンドしていくことをお薦めします。そうすればやがて、あなたならではのブレンドオイル——治療効果も高く、豊かで心地よい香りのブレンドオイルができるはずです。では早速学んでいきましょう！

効能別ブレンドチャート

35ページのチャートには、効能別の基本的なブレンドを記してあります。初心者の方はぜひ参考にして下さい。可能な組み合わせを全て極めようと思ったら、時間がいくらあっても足りません。そこでこのチャートでは、使用頻度の高い6種のエッセンシャルオイルの中から、特に重要な効能をそれぞれ2点ずつ取り上げ、さらにその効能を高めるブレンドに限って挙げておきます。もちろん、できあがったブレンドオイルの香りも十分に考慮してあります。ちなみにチャートからも明らかなように、ペパーミントのような「高揚」作用に富んだオイルでも、相性のいいラベンダーやクラリセージといった鎮静効果の高いオイルに少量用いるだけなら、心を落ち着かせることも可能なのです。また、「リラックス」させてくれるイランイランも、レモングラスやコリアンダーとブレンドすれば、やる気を出させてくれるでしょう（各オイルの特性や相性に関する詳細は、110ページ「エッセンシャルオイル一覧」を参照）。

高揚効果のあるジンジャー

効能別ブレンドチャート

エッセンシャルオイル	効能	効能を高めるブレンド
ラベンダー	鎮静、抗リウマチ	鎮静（蒸散剤）：ラベンダー3滴、ペパーミント1滴、クラリセージ2滴 抗リウマチ（マッサージオイル）：オリーブオイル25mℓ、ラベンダー5滴、スイートマージョラム2滴、ジンジャー1滴、レモン2滴
ローズマリー	精神高揚、筋肉弛緩	精神高揚（乾燥吸入）：ローズマリー1滴、カルダモン1滴 （いずれもハンカチに滴下） 筋肉弛緩（マッサージオイル）：オリーブオイル25mℓ、ローズマリー4滴、スコットランドパイン2滴、バージニアンシダーウッド2滴、ラベンダー3滴
スイートマージョラム	去痰、殺菌	カタル（胸部マッサージ）：スイートアーモンドオイル25mℓ、スイートマージョラム4滴、アトラスシダーウッド4滴、ユーカリ3滴 殺菌（軟膏）：無香料スキンクリーム20g、スイートマージョラム4滴、ラベンダー5滴、ティートリー4滴
ジュニパーベリー	鎮静、利尿	鎮静（入浴）：ジュニパーベリー1滴、サンダルウッド1滴、クラリセージ1滴、マンダリン3滴 〈PMSに見られるような〉軽度の体液貯留（マッサージオイル）：スイートアーモンドオイル25mℓ、ジュニパーベリー4滴、ゼラニウム2滴、キャロットシード1滴、グレープフルーツ3滴
ローズオットー	抗うつ、抗炎症	抗うつ（入浴）：ローズオットー2滴、ライム1滴、プチグレン1滴、オレンジ1滴、ベルガモット2滴 炎症性の日焼け（抗炎症ジェル）：アロエベラジェル35mℓ、ローズオットー1滴、ジャーマンカモミール1滴、ラベンダー1滴
イランイラン	鎮静、循環刺激	鎮静（マッサージオイル）：スイートアーモンドオイル25mℓ、イランイラン2滴、サンダルウッド2滴、マンダリン4滴 循環不全（マッサージオイル）：スイートアーモンドオイル25mℓ、イランイラン2滴、プチグレン2滴、レモングラス2滴、コリアンダー4滴

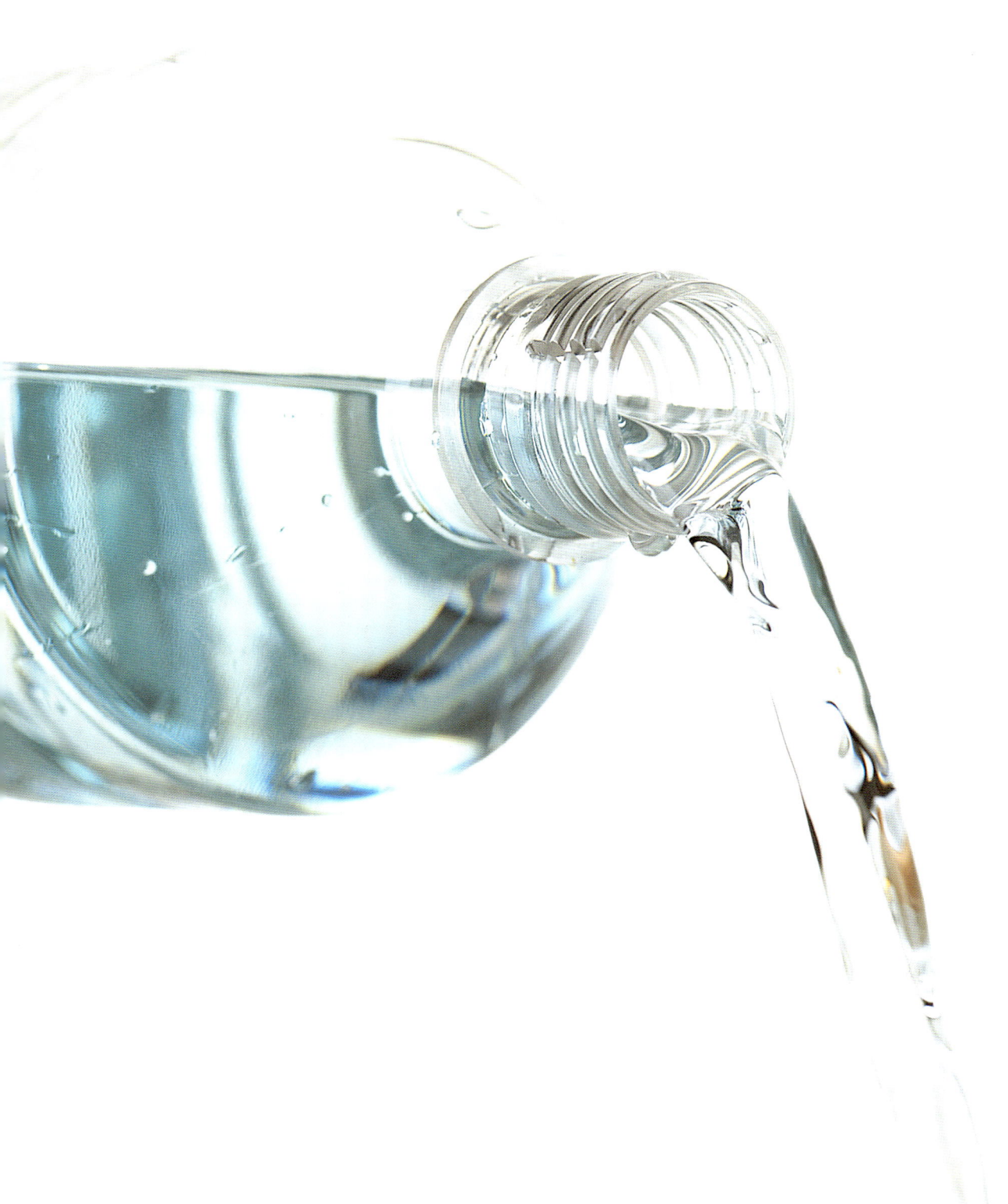

皮膚のためのアロマ療法

皮膚は身体を覆う被膜です。自己再生能力があり、多くの機能も備えています。内臓の保護は言うまでもなく、水分や塩分、有機物質の過度な消失を防ぎ、発汗によって体温を調節したり、太陽光からビタミンDを生成、触覚や痛覚を媒介します。また、伸縮することでいわば「呼吸」もしており、毛穴から老廃物を排出してもいます。さらに、様々な化学薬品やバクテリアからまず最初に身体を防御しているのも皮膚なのです。つまり皮膚は、重要な免疫機構といえるでしょう。そのためのランゲルハンス細胞——免疫応答を促進するヘルパーT細胞(白血球の一種)と相互作用する細胞——が、皮膚にはあるのです。そしてもうひとつ、アロマセラピーにとって欠くことのできない大事な吸収機能も。

こうした皮膚の健康を大きく左右するのが保水機能です。ちなみに私たちが1日に失う水分は最高2リットル。それだけの水分が、発汗及び、あまり知られてはいませんが蒸発という形で、毛穴から消失していくのです。ただし皮膚が正常に機能していれば、いかに水分が蒸発しようとも、その分天然の脂質(水分と脂が乳化したもの)が分泌され、着実に補われていきます。これが「皮脂膜」といわれているものです。

その皮膚に諸々の症状が現れる(またはすでに現れていた症状が悪化する)のは、不安やストレスのせいだと、さしもの古いタイプの専門医たちも認めてはいますが、にもかかわらず彼らは、皮膚のみの治療に固執しています。あたかも皮膚が完全に孤立した存在のように。それゆえ、ニキビの治療と称して抗生物質を、湿疹にはヒドロコルチゾンクリームを処方しているのです。このように表面的な疾患のみ治療したところで、根本的な原因を無視していれば、いずれさらなる悪化を招き、ついには喘息や関節炎、免疫力低下といったより重い疾患として現れてこないとも限りません。

したがって、家庭で皮膚の諸疾患を治療する場合にも、この点に留意して下さい。根本的な原因(潜在的な食物不耐症や慢性の便秘、ストレスの蓄積など)を放置したままアロマセラピーを行ったところで、あくまでも一時的な効果しか得られないでしょう。そのような状況でエッセンシャルオイルを長期間使用していれば、感作反応を引き起こし、かえって症状を悪化させてしまうこともあるのです。

それゆえ、湿疹、乾癬、ニキビといった諸疾患に、成人してからも執拗に悩まされているならば、まず専門家——ハーブ療法士やホメオパシーの専門医、栄養士などに相談することをお薦めします。それを心に留めた上で、本章を読み進めていって下さい。皮膚や頭皮の諸疾患に効果のある療法を多数記してあります(通常のスキンケアに関しては、18、19ページのチャートを参照)。

健康な皮膚を保つためにも、しっかり栄養をとりましょう

ニキビ（座瘡）

ニキビは思春期以降に多く見られるようになってくる疾患で、紅斑、腫脹など起こします。原因は、ホルモンの刺激による脂腺の皮脂過剰分泌。また、月経前になると症状が悪化する女性もいます。

ちなみにニキビは、偏った食事が原因で発症することもあります。もちろんこれだけが原因というわけではありませんが、アルコールやコーヒー、紅茶、さらにはジャンクフードを過度に摂取すれば、症状は確実に悪化します。したがってこれらの摂取を控え、代わりにミネラルウォーターや濾過水を十分に摂るといいでしょう。また、皮膚を癒す効果に富んだハーブティー——ネトル、タンポポ、ホーステールなど——もお薦めです。マルチビタミンやミネラルの栄養補助剤——亜鉛15mgとビタミンA800mgを含むもの——を毎日服用するのも効果があります。ただし、できればホリスティック栄養士に相談してみて下さい。あなたに最適な栄養補助剤服用プログラムを作成してもらえるでしょう。

こうした健康的な食生活こそが治療の第一義です。その上で、あくまでも補助的に利用するのであれば、効能に応じて適切に選択したエッセンシャルオイルも、症状の緩和に効果を発揮します。

なお、膿疱は決して潰さないで下さい。傷となって残ってしまうかもしれません。

また日々のクレンジングには、ソープフリーの優しく洗えるクレンジングバーを使うといいでしょう（薬局やヘルスショップで購入可）。皮膚によっては、石鹸に含まれるアルカリ成分に敏感に反応して、炎症を起こしかねないからです。さらに、皮脂による濾胞の詰まりもニキビを引き起こす原因のひとつなので、週に1、2度、フェイシャルスチームやディープクレンジングパックを行って毛穴を開かせるようにして下さい（次項「吹き出物の多い皮膚」も参照）。以下に挙げるアロマセラピーも効果があります。

ニキビ用芳香ローション

定量レシピのローションは、ニキビが膿んでいる場合に特に効果があります。まず日に2回、10日間そのローションを使用し、症状が改善されてきたら、エッセンシャルオイルの量を半減させたローションをさらに10日間つけます。その後はオイルの使用を休み、ウィッチヘーゼルを蒸留したものや、リンゴ酢を希釈（リンゴ酢1に対して水8の割合）しただけのシンプルなローションを使い、2、3週間してからまたアロマセラピーを再開します。なお再開後数日間は、殺菌のため時折定量レシピを使用して下さい。レシピにあるマートルが入手できない場合は、ティートリーで代用できます。

ローション（定量レシピ）
リンゴ酢10mℓ
フランキンセンス2滴
ラベンダー4滴
マートル2滴
蒸留水125mℓ

ローション（半減レシピ）
リンゴ酢10mℓ
フランキンセンス1滴
ラベンダー2滴
マートル1滴
蒸留水125mℓ

遮光瓶にリンゴ酢を入れ、エッセンシャルオイルを加えて振り混ぜます。その後蒸留水を加え、再度振り混ぜて下さい。使用前には必ず瓶をよく振りましょう。コットンにたっぷりしみ込ませてから皮膚につけていきます。

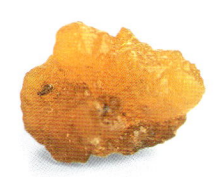

ニキビ治療に高い効果のあるフランキンセンス

吹き出物の多い皮膚

吹き出物は、ニキビのように膿むこともなければ、皮膚の至るところにできるわけでもなく、しつこくもありませんが、思春期以降誰もが直面する可能性のある疾患です。こうした吹き出物は、脂性肌に多く見られ、特に感情が不安定な時に顕著に現れてきます。さらに、どれだけ皮膚の状態が良くても、時折不意に現れることもあるのです。

そこで、毎日最低でも5種類の青果物を摂ることをお薦めします。抗酸化作用がありますから、皮膚をきれいにするだけでなく、健康にもいいでしょう。できれば有機栽培されたものがいいのですが、入手不能な場合はまず最初によく洗って(皮を剥けるものは剥いて)下さい。また、毎日朝食の前か後に、コップに2、3杯ほど温かいミネラルウォーターか濾過水を飲むのもお薦めです。老廃物を排出でき、便秘の予防にもなります。

日に2回、ソープフリーのクレンジングバーで皮膚を優しく洗うことも大事です。ぽつんとできた吹き出物の場合には、カレンデュラチンキまたはティートリーオイルの原液で軽く叩きます。チンキを綿棒につけ、周囲の皮膚に付着しないよう気をつけて行って下さい。たくさんできてしまった時には、以下に挙げるアロマセラピーのいずれかを試してみましょう。症状を緩和できるはずです。

● ニキビ治療用ジェル

この治療薬は、消毒、殺菌効果の高いエッセンシャルオイルと、抗炎症性のあるアロエベラジェルを混ぜたものです。アロエベラは、毛穴を詰まらせることなく、皮膚に素早く浸透していきます。そのため、皮膚に何らかの問題がある場合、(エッセンシャルオイルを加えずに)モイスチャライザーとして日々使用することも可能です。

アロエベラジェル25mℓ
ティートリー1滴
ラベンダー1滴

清潔な小瓶にアロエベラジェルを入れ、エッセンシャルオイルを加えて混ぜます。エッセンシャルオイルの効能を最大限生かすためにも、作り置きはしないで下さい。ちなみにレシピに記した量は、7～10日分に相当します。これを使い切った時点で、必要とあらば再度新しく作って下さい。症状が治まるまで、日に2、3回使用します。

● 毛穴の詰まった皮膚用フェイシャルサウナ

週に1、2度フェイシャルスチームで汚れをしっかり落とせば、たいていの皮膚——特に、吹き出物やニキビのできやすい毛穴の詰まった皮膚や脂性肌はきれいになります。

まず、普通に洗顔します。それからフェイシャルサウナの準備をしましょう。耐熱性の容器に沸騰直前の熱湯を入れ、そこにエッセンシャルオイルを2、3滴たらします。オイルは、ラベンダー、ティートリー、フランキンセンス、ジュニパーベリー、レモングラス、ローズマリーの中から選択して下さい。

そしてこの芳香蒸気を顔に当てます。その際、蒸気が逃げないよう頭からタオルを被り、容器ごとしっかり覆っておきましょう。五分ほどたったら、皮膚の表面に排出されてきた老廃物をぬるま湯で洗い流します。この後パックを行っても構いません。

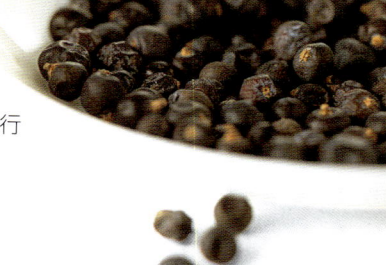

ジュニパーベリーには皮膚の汚れを落とす効果があります

ディープクレンジング用クレイパック

グリーンクレイ、ヨーグルト、フランキンセンスを混ぜたこのパックなら、皮膚の汚れをきれいに除去できます。殺菌性、抗炎症性にも優れており、厄介な吹き出物には最適といえるでしょう。週に1、2度、フェイシャルサウナの直後——皮膚がまだ温かく、十分な湿気をおびている時、つまり皮膚の受け入れ態勢が整っている時に行うのが最も効果的です。

新しいグリーンクレイ小さじ擦り切り3杯
生のオーガニックヨーグルト
　（味のついていないもの）小さじ3杯
フランキンセンス1滴

材料を混ぜ、滑らかなペースト状にします。それを顔と咽喉にまんべんなくのばして下さい。ただし目の回りのデリケートな部分は避けます。10〜15分たったら、ぬるま湯できれいに洗い流しましょう。その後1時間ほど皮膚を休ませ、十分に落ち着いたところで、無香料のアロエベラジェルのような軽めのモイスチャライザーをつけて下さい。

ビーズワックスの顆粒は、「バラの花びら」や「オレンジの花」クリームのベースとして利用されます

乾燥してかさついている皮膚

皮膚が乾燥するのは、皮膚表面の水分が不足しているからです。こうした症状は、加齢とともに多く見られるようになってきますが、日光や風に長時間皮膚をさらしていても現れてきます。皮膚をしっとりさせ、保水力を高めるには、毎日の食事にイブニングプリムローズオイルの栄養補助剤を取り入れるといいでしょう（500mg×2）。ミネラルウォーターや濾過水をたっぷり摂取することもお薦めします。水分を補給すれば、皮膚の細胞を内側から潤していくことができますから、乾燥肌の悩みも軽減していくはずです。

もちろん、外からモイスチャライザーで働きかけることも大いに効果があります。以下に挙げるスキンクリームは、昼夜を問わず使える天然の高品質モイスチャライザーです。顔、手、足をはじめ、皮膚全般のかさつきに使用できます。化粧品店に並ぶムース状のものに比べればはるかに重めですが、どちらのクリームも皮膚につけた途端すっと溶けていきますから、少量でも相当使いでがあります。

「バラの花びら」クリームは日に1、2回使用しますが、皮膚が慣れて治療効果が期待できなくなるのを避けるためにも、4〜6週間続けたらいったん使用をやめ、今度は「オレンジの花」クリーム（または市販品）に切り替え、同じ期間使用します。その後、再度「バラの花びら」クリームに戻して下さい。このサイクルを繰り返していくうちに、症状も緩和してくるでしょう。

皮膚の保湿力を高めるには、皮膚にまだ十分湿気が残っている時——シャワーや入浴の直後に使用することをお薦めします。あるいは、スプレーボトルに入れたミネラルウォーターを皮膚に散布してからでも構いません。

◉ 「バラの花びら」スキンクリーム

ビーズワックスの顆粒7g
　（固形の場合は細かくしてから使用）
スイートアーモンドオイル25mℓ
イブニングプリムローズオイルのカプセル
　500mg×3（中身のみ）
ローズヒップシードオイル30mℓ
蒸留水またはローズウォーター30mℓ
ローズオットー5滴

　熱湯に耐熱容器を浮かべ、そこにビーズワックスとベジタブルオイルを入れます。この時、別の熱湯に浮かべた耐熱容器に蒸留水を入れ、温めておきましょう。ビーズワックスとオイルを混ぜ、ビーズワックスを完全に溶かします。次に容器を湯から取りだし、そこにイブニングプリムローズオイルを加え（ピンでカプセルに穴を開け、中身を押しだして下さい）、さらによく混ぜます。それを（最低速にセットした電動の）泡立て器で撹拌しながら、蒸留水を小さじ1杯ずつ加えていきます。クリームがねっとりしてきたらエッセンシャルオイルを加えてもうひと混ぜします。できあがったクリームは、スプーンなどを使ってガラス容器に移し、密閉しておきましょう。

◉ 「オレンジの花」スキンクリーム

ビーズワックスの顆粒7g
　（固形の場合は細かくしてから使用）
ココアバター15g
スイートアーモンドオイル45mℓ
蒸留水またはオレンジフラワーウォーター35mℓ
ネロリ5滴

　熱湯に耐熱容器を浮かべ、そこにビーズワックス、ココアバター、スイートアーモンドオイルを入れます。この時、別の熱湯に浮かべた耐熱容器に蒸留水を入れ、温めておきましょう。ビーズワックス、ココアバター、オイルを混ぜ、ビーズワックスを完全に溶かします。容器を湯から取りだし、（最低速にセットした電動の）泡立て器で撹拌しながら、温めておいた蒸留水を小さじ1杯ずつ、ゆっくりと加えていきます。クリームが冷えてねっとりしてきたら、エッセンシャルオイルを加えましょう。

◉ ハチミツとアボカドのフェイスパック

ハチミツには優れた保湿性があり、アボカドには皮膚を滑らかにするオイルがたっぷり含まれています。なお、レシピの潰したアボカドの代わりに、小さじ2、3杯のアボカドオイルにハチミツを混ぜても構いません。

液状のハチミツ小さじ1
潰したアボカド小さじ2

　よく混ぜて滑らかなペースト状にします。それを顔と首にまんべんなくのばして下さい。15～20分たったら、ぬるま湯で洗い流しましょう。

保存するには

　ここに挙げたクリームはいずれも水を使用しているため、カビが発生しやすくなっています。そこで、冷蔵庫や冷暗所に保存しましょう。そうすれば通常2、3ヶ月は持ちます。ただし、指で直接クリームをとると傷みが早くなりますから、必ず小さじまたは化粧用のへらを使って下さい。

荒れた唇

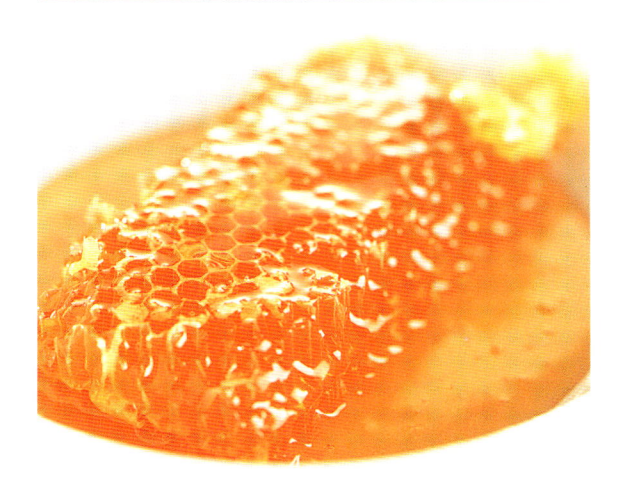

荒れた唇にたっぷり潤いを与えてくれるハチミツ

　一口に皮膚といっても、顔や身体と覆っている部分によってその性質は異なります。最も繊細な皮膚はやはり顔ですが、最も薄いのは唇でしょう。それだけに脆く、冷気にさらされることで裂けたりひび割れたりするのです。

● ハチミツとバラのリップクリーム

　この芳純なリップクリームは、わずか数分で作れます。これでいつでも、しっとりとした美しい唇でいられるでしょう。

ビーズワックスの顆粒小さじ1
　（固形の場合は、細かく砕いたものを小さじ2）
ホホバオイル小さじ3
キャスターオイル（ひまし油）小さじ1
液状のハチミツ小さじ1/2
ローズオットー1滴

　熱湯に耐熱容器を浮かべ、そこにビーズワックス、キャスターオイル、ホホバオイルを入れて混ぜ、ビーズワックスを完全に溶かします。容器を湯から取りだし、エッセンシャルオイルを加えて再度混ぜます。できあがったクリームは小さなガラス容器に移し、密閉しておきましょう。

● カレンデュラとカモミールのリップ用軟膏

　唇がヒリヒリしたりひび割れた時に試してみて下さい。

ビーズワックスの顆粒小さじ1
　（固形の場合は、細かく砕いたものを小さじ2）
カレンデュラオイル（浸出油）小さじ4
液状のハチミツ小さじ1/2
ローマンカモミール1滴

　熱湯に耐熱容器を浮かべ、そこにビーズワックス、カレンデュラオイル、ハチミツを入れて混ぜ、ビーズワックスを完全に溶かします。容器を湯から取りだし、エッセンシャルオイルを加えて再度混ぜます。できあがったクリームは小さなガラス容器に移し、密閉しておきましょう。

保存するには

　ここに挙げたものは水を使用していないため、3～4ヶ月は保存がききます。ですが必ず定期的に、カビの徴候が現れていないかチェックして下さい。プラスチックの容器に入れれば冷凍保存も可能ですから、長期の使用に備えて多めに作っておいてもいいでしょう。

皮膚化膿症

　皮膚に居座る、炎症をおこして膿んだ腫れ物。これらは通常、毛嚢や創傷の細菌感染により発症します。たいていは触れると痛く、特に顔や首にできると気になってたまりません。こうした腫れ物ができるのは、往々にして体調不良の時ですが、その体調不良は、偏った食事やストレスの蓄積からきているかもしれないのです。したがって、執拗な皮膚化膿症に苦しんでいる方は、一度医師の診察を受けることをお薦めします。その上で、ハーブ療法士やホメオパシーの専門医、栄養士などに相談しながら、心身ともに癒していくといいでしょう。

　なおアロマセラピーでは、腫れ物の除去に温湿布と冷湿布を併用します。その後、軟膏またはローションを用いて感染を予防して下さい。

◊ 温冷湿布
（1日1、2回行う）

　まず最初に温湿布を行います。適温の熱湯300mℓにジャーマンカモミールを4滴たらして下さい。そこに折りたたんだガーゼを十分に浸してから、患部に当てます。ガーゼが冷たくなってきたら、もう一度湯に浸して当てましょう。

　そして最後に冷湿布を行います。300mℓの冷水にジャーマンカモミールを4滴たらした後は温湿布と同じです。ガーゼが人肌程度に温まるまで当てていて下さい。

◊ 芳香軟膏

ここではハイパーカル（薬局で購入可）をベースに作りますが、代わりに自家製の軟膏を使用しても構いません（50ページ「ヘルペス」の項を参照）。

ハイパーカル軟膏25g
ジャーマンカモミール1滴
ローズマリー2滴

　小さな容器にハイパーカル軟膏を入れ、エッセンシャルオイルを加えてよく混ぜます。1日3回患部に塗って下さい。

◊ 芳香ローション

前述した軟膏の代わりにこのローションを使用してもいいでしょう。

ウィッチヘーゼルの蒸留液25mℓ
蒸留水25mℓ
ジャーマンカモミール1滴
ラベンダー2滴

　遮光瓶にエッセンシャルオイルを入れ、ウィッチヘーゼルを加えてよく混ぜます。そこに蒸留水を加えて下さい。使用前には必ず瓶を振り、オイルを拡散させましょう。コットンに十分しみ込ませて使用します。効果が現れるまで、数時間おきに繰り返して下さい。

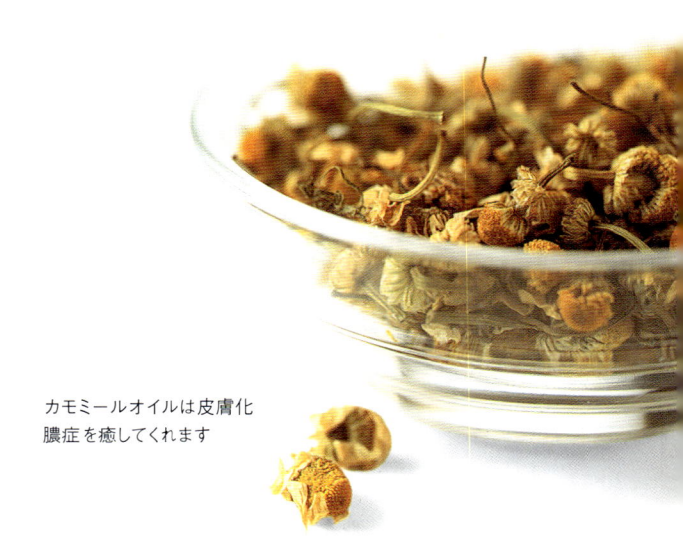

カモミールオイルは皮膚化膿症を癒してくれます

妊娠線

妊娠線は、妊婦の腹部、胸部、臀部、腿などによく見られます。妊婦に限った疾患と思われがちですが、実は男女を問わず、急激に体重が増加した人にも現れます。はじめは赤みがかった線ですが、赤みは次第に消え、やがて瘢痕組織状の白い筋へと変わっていきます。いったんできてしまった妊娠線は完全に消すことはできませんが、慎重に選択したオイルを数種類用いれば、予防は可能です。

抗妊娠線用ブレンド

特定のエッセンシャルオイルばかり使用していると、(特に妊娠中は)皮膚が過剰反応を示す場合がありますから、以下のレシピを順次変えていくようにして下さい。たとえば最初の1ヶ月はカレンデュラスムージーを使い、次の1ヶ月はエッセンシャルオイルの入っていないバターアップ、さらにその次の1ヶ月は「ローズアンドシルク」を用い、それから再度カレンデュラスムージーに戻すなどとするといいでしょう。

カレンデュラスムージー

カレンデュラオイル(浸出油)30mℓ
ホホバオイル20mℓ
マンダリン6滴
ネロリ3滴
ラベンダー3滴

遮光瓶にカレンデュラオイルとホホバオイルを入れ、エッセンシャルオイルを加えてよく振り混ぜます。

バターアップ

ココアバター30g
スイートアーモンドオイル20mℓ

熱湯に耐熱容器を浮かべ、その中でココアバターを溶かし、スイートアーモンドオイルを入れてよく混ぜます。容器を湯から取りだしたら、中身を小瓶に移して下さい。多少固くなりますが、皮膚に塗ればすぐに溶けます。

「ローズアンドシルク」

ローズヒップシードオイル25mℓ
スイートアーモンドオイル25mℓ
ビタミンEのカプセル2錠(中身のみ使用)
ローズオットー6滴(またはゼラニウム5滴)
ラベンダー3滴

遮光瓶にローズヒップシードオイルとスイートアーモンドオイルを入れます。次にビタミンEのカプセルにピンで穴を開け、中身のみ瓶に搾り出して下さい。そこにエッセンシャルオイルを加え、よく振り混ぜます。

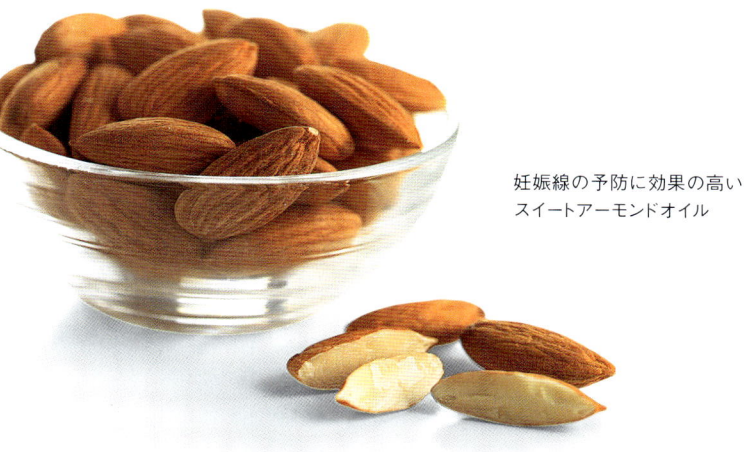

妊娠線の予防に効果の高いスイートアーモンドオイル

おむつかぶれ

　赤ちゃんのおむつかぶれは、湿ったまま、または汚れたままのおむつを長時間当てておくことでおこります。他にも、たとえば果物（特にリンゴ）を食べさせたり、果汁100％のジュースを与えた時などに見られる、酸性の尿や便が原因の場合もあります。乳歯の発生が、赤ちゃんの繊細な消化器系に多大な負担をかけていないとも限らないのです。したがって、体内が酸性に傾いてしまった場合には、湯冷ましをたっぷり飲ませてあげて下さい。

　こうしたおむつかぶれには、カモミールやラベンダーがいいとよくいわれますが、それとても毎日使えば、赤ちゃんのデリケートな皮膚を余計刺激しかねませんから、あくまでも予防に徹し、亜鉛とキャスターオイルをたっぷり含んだクリームを塗ってあげる方がいいでしょう。それでもかぶれてしまった場合には、早めの手当てが必要です。以下に挙げるきめ細かな軟膏をぜひ試してみてあげて下さい。また、1日に少なくとも1時間はおむつを外したままにして、皮膚にゆっくり呼吸させてあげることも大事です（もちろんその時には、絨毯やベッドにカバーを敷くことをお忘れなく！）。

きめ細かなクリームでおむつかぶれを癒してあげましょう

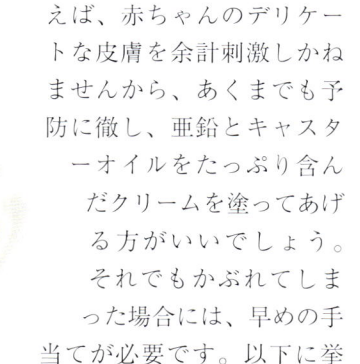

無香料スキンクリーム30g
カレンデュラオイル（浸出油）10mℓ
セントジョーンズワートオイル（浸出油）10mℓ

　小瓶に無香料スキンクリームを入れ、浸出油2種を加えて混ぜます。このクリームを、おむつを換えるたびに塗って下さい。患部の赤みが取れたら、亜鉛とキャスターオイルのクリームに切り替え、予防を心がけましょう。

フケ症

　頭皮から、古くなった細胞が剥離するのは当然のことですが、それが異常に多い場合をフケ症といいます。こうした症状は、頭皮の皮膚細胞の乾燥が著しく、細胞の再生サイクルが通常よりも早くなっているためにおこります。またフケ症の方は、往々にしてシャンプー後のすすぎが十分ではなく、そのために、シャンプーに含まれている洗浄成分をはじめとする多くの化学成分が頭皮に残ったままとなり、それが頭皮を刺激して細胞の剥離を促進しているのです。

◆ フケ症用トリートメント（乾燥及び普通の髪質用）

　まず、pHバランスのいい、刺激の少ないシャンプーで洗髪してから、タオルで拭いて乾かします。次に、以下に挙げるレシピの半量を用いて、頭皮をマッサージしましょう。乾燥したり細胞が剥離しやすい部分は特に丁寧に行って下さい。その後、頭をタオルで覆い、1時間たったらオイルを洗い流します。この時、最後のすすぎ湯にリンゴ酢を加えて洗えば（湯1.5リットルに対してリンゴ酢小さじ3程度が目安）、一層の効果が期待できるでしょう。

エキストラバージンオリーブオイル30mℓ
ローズマリー2滴
ローマンカモミール1滴
ラベンダー2滴
イブニングプリムローズオイルのカプセル
　500mg×2（中身のみ）

　このレシピを用いれば、フケを抑えるだけでなく、トリートメント

フケ症に効くラベンダー

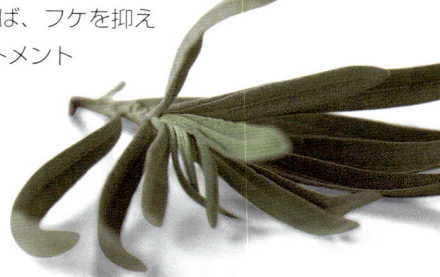

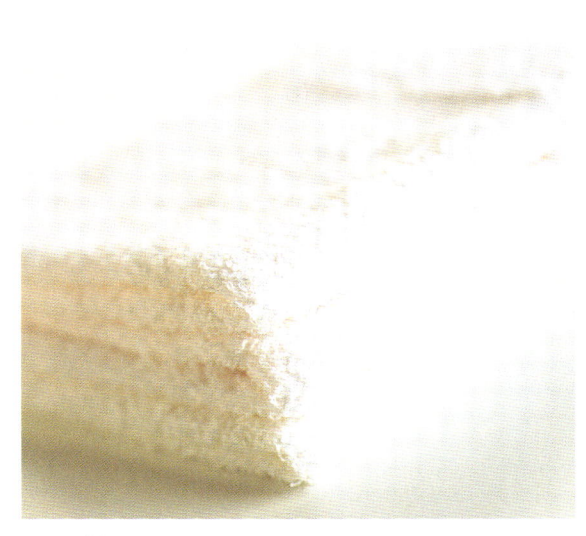

フケ症対策のトリートメントを行う前に、タオルでしっかりと
髪を乾かしましょう

効果も期待できます。通常は週に1度行うだけで、清潔な頭皮、艶のある髪を維持することができるでしょう。まず、遮光瓶にオイル類を入れます。そこに、ピンで穴を開けたイブニングプリムローズオイルのカプセルの中身を搾り出し、よく振り混ぜて下さい。ちなみにレシピの分量は、トリートメント2回分に相当します（特に髪の多い方や長い方は別ですが）。

● フケ症用トリートメント
（脂性の髪質用）

　まず、pHバランスのいい、刺激の少ないシャンプーで洗髪してから、タオルで拭いて乾かします。次に、少量のヘアトニック（以下のレシピを参照）を手に取り、頭皮をマッサージして下さい。洗い流す必要はありません。

　リンゴ酢が皮脂膜を正常な状態に戻してくれるので、週に3回行えば、皮脂分泌の減少を実感できるはずです。

リンゴ酢15mℓ
アトラスシダーウッド3滴
ローズマリー3滴
蒸留水200mℓ

　遮光瓶にリンゴ酢を入れ、エッセンシャルオイルを加えて振り混ぜます。そこに蒸留水を入れ、再度振って下さい。このレシピは、数回分の使用量に相当します。

● 髪及び頭皮用ハチミツパック

　頭皮の状態を整え、髪に潤いを与えるトリートメントで、乾燥、脂性どちらの髪質にも対応可能です。特にしつこいフケ症に悩んでいる方は、ぜひお試し下さい。

ハチミツ大さじ1と1/2
リンゴ酢小さじ3
ラベンダー3滴

　熱湯に耐熱容器を浮かべ、その中でハチミツを溶かします。容器を湯から取りだし、リンゴ酢とラベンダーを加えて混ぜれば完成です。頭皮をマッサージした後は、櫛を使って、髪の隅々にまでトリートメント剤を行き渡らせて下さい。シャワーキャップを被ったまま1時間ほど放置し、その後洗い流します。なおこの時には必ず、pHバランスのいい、刺激の少ないシャンプーを使用して下さい。

必ず櫛を使って、トリートメント剤を
髪の隅々にまで行き渡らせて下さい

頭ジラミ

　頭ジラミは、頭皮に寄生する吸血虫です。咬まれると非常にかゆく、つい掻いてしまうことから頭皮感染症や皮膚炎を引き起こしかねません。頭部が接触することでシラミが移るため、特に児童に多く発症します。また、その卵は毛幹に付着しており、見つけるのが困難です。かといって、殺虫のためと称して有機リン酸化合物を過度に利用すれば、神経系が中毒を起こすかもしれず、癌を誘発する可能性さえあるのです。それに引き換え、エッセンシャルオイルは高濃度ですが、以下の療法は十分に安全が確認されており、芳香性に富んでいる上、全ての児童に安心して使用できます。髪を傷めることもなく、むしろ髪質を高める働きをするでしょう。

再発防止

　頭ジラミが寄生した場合、無香料のシャンプー20mℓに、ラベンダーまたはティートリー5滴を加えたもので洗髪を続ければ、香りの効果で頭ジラミを駆除できます。なお、お子さんが頭ジラミの場合、感染を考慮して、他の家族にもこの療法を行っておくことをお薦めします。

◆ 頭ジラミ駆除オイル

（サンフラワー、オリーブなどの）
　ベジタブルオイル100mℓ
ユーカリ10滴
ローズマリー20滴
ラベンダー20滴
ゼラニウム10滴

　遮光瓶にベジタブルオイルを入れ、エッセンシャルオイルを加えてよく振り混ぜます。それを、（後でオイルを洗い流すことを考慮して）必ず濡れた髪につけ、頭皮及び毛根をしっかりマッサージしましょう。そのま ま最低でも1時間（できれば3時間程度）放置し、それからきれいに洗い流します。その上で、専用の目の細かい櫛を使ってシラミの死骸と卵を梳き落として下さい（エッセンシャルオイルはシラミにのみ有効で、卵には効きません）。3日おきに2回以上この療法を繰り返せば、シラミの発生を完全に抑えることができるでしょう。

頭ジラミの駆除に効果のあるゼラニウム

シラミ退治櫛の使い方

　最近発売された電動式シラミ退治櫛を使えば簡単に駆除できますが、昔ながらの櫛でも大丈夫です。前述したトリートメントを行った後、襟首の生え際から、頭皮に沿って梳かしていきます。髪の毛を少しずつ取り分け、毛先まで丁寧に梳いていきましょう。1回につき少なくとも10分は行って下さい。卵の多くは頭皮付近に付着していますから、毛根部分は特に念入りに梳いていきます。櫛は一梳きごとにティッシュペーパーで拭き、卵やシラミの死骸を丁寧に取ります。もちろんティッシュペーパーはすぐに捨てて下さい。一通りすんだら、使い終わったティッシュをまとめて焼却することをお薦めします。

水虫

この真菌感染症は感染力が強く、プールやジムの更衣室といったほどよい湿度と温度を有する場所で移ります。足指の間や裏にできるもので、患部の細胞が破壊され、白く海綿状になって、強いかゆみを伴います。発症した場合には、できるだけ頻繁に患部に日光や新鮮な空気を当てるようにして下さい。革靴を履き（夏はサンダルがお薦めです）、綿の靴下を着用して、皮膚呼吸を促進しましょう。

以下のレシピには、殺菌性に優れたエッセンシャルオイルが用いてあり、いずれも水虫の治療に効果があります。またオイルの他に、植物性の治療薬カレンデュラクリーム（ヘルスストアや薬局で購入可）も非常に殺菌性が高く、単品での使用はもちろん、適切なエッセンシャルオイルを加えることで、より高い治療効果が望めます。

◉ 水虫用ビネガー

リンゴ酢20mℓ
蒸留水または湯ざまし30mℓ
レモングラス3滴
ティートリー3滴
ラベンダー5滴

遮光瓶にリンゴ酢を入れ、エッセンシャルオイルを加えて振り混ぜます。そこに水を入れ、再度振って下さい。オイルが分離しますから、毎回よく振ってから使用します。脱脂綿または綿棒（患部が小さい場合）を使って、1日に3回つけて下さい。

◉ 水虫用軟膏

カレンデュラクリーム25g
ミルラ3滴
ラベンダー3滴
パチュリー1滴

ガラスの小瓶にカレンデュラクリームを入れ、エッセンシャルオイルを加えたら、計量スプーンの柄を使ってしっかり混ぜます。1日に2、3回患部に塗って下さい。

◉ 水虫用パウダー

ふるいにかけたライスフラワー
（またはコーンフラワー）
　大さじ3
　ラベンダー10滴
　レモングラス3滴
　ティートリー10滴

ガラス瓶にライスフラワーを入れ、オイルを加えてよく振り混ぜたら、瓶を密閉します。24時間たってベースとオイルが完全に馴染んでから使用して下さい。患部に毎日振りかけます。靴の中にも振っておけば、再感染を防ぎ、消臭もしてくれるでしょう。

カレンデュラは皮膚の諸症状を緩和します

白癬

　白癬は感染力の強い真菌感染症で、ペットから移ることもあります。かゆみを伴う斑点状の発疹ができ、それがやがて炎症を起こすのです。身体中至るところに発症し、頭皮も例外ではありません。しかも頭皮にできた場合、脱毛をも引き起こしかねません。

　感染を予防するには、まず第一に清潔を心がけることでしょう。ブラシや櫛、シーツ、枕カバー、タオルなどは、感染者と同じものを使用しないで下さい。また、感染症そのものに対する免疫を高めるには、ニンニクやタマネギ、フレッシュハーブ——タイムやローズマリーなどを食事に取り入れていくといいでしょう。高品質のマルチビタミンやミネラルの栄養補助剤を摂取するのも効果があります。

　感染してしまった場合には、以下の療法のいずれかを試してみて下さい。ただし、10日たっても効果が見られない場合には、専門家に相談することをお薦めします。

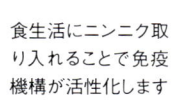

食生活にニンニク取り入れることで免疫機構が活性化します

◎ 白癬用軟膏

無香料スキンクリーム30g（薬局で入手可）
カレンデュラチンキ5mℓ
ミルラ4滴
ラベンダー8滴
レモングラス4滴

　ガラスの小瓶に無香料クリームを入れ、チンキ、エッセンシャルオイルを加えてよく混ぜます。1日に3、4回塗って下さい。

◎ 白癬用ローション（頭皮専用）

リンゴ酢大さじ1
蒸留水（または沸騰した湯を冷ましたもの）
　200mℓ
ティートリー5滴
ペパーミント2滴
ラベンダー5滴

　遮光瓶にリンゴ酢を入れ、エッセンシャルオイルを加えてよく振り混ぜます。そこに蒸留水を加え、再度振り混ぜて下さい。シャンプー後を含めて1日に2回、このローションで頭皮を優しくマッサージしましょう。

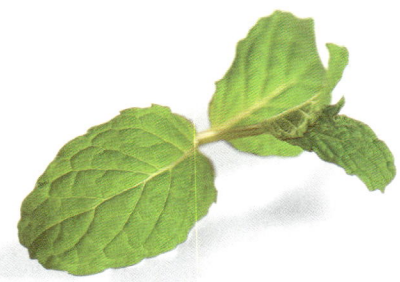

白癬緩和に効果のあるペパーミント

◎ カレンデュラとミルラのローション（皮膚及び頭皮用）

　身体と頭皮の両方に発症した場合には、この兼用ローションをお薦めします。カレンデュラ、ミルラどちらのチンキもハーブ専門店で買い求めて下さい。

カレンデュラチンキ25mℓ
ミルラチンキ25mℓ

　遮光瓶にチンキ2種を入れ、よく振り混ぜます。頭皮以外の部位には、この原液を1日3回、脱脂綿に浸して使って下さい。頭皮の場合は、30mℓの水に原液を小さじ3杯加えたもので1日に2回（シャンプー後も含めて）、優しくマッサージしましょう。

ヘルペス（単純疱疹）

　口唇ヘルペスの原因は、単純ヘルペスウィルスです。このウイルスは多くの人の身体に潜伏しており、ストレスのある期間や、風邪、インフルエンザなどに感染して身体が弱っている時に発症しますが、中には、日光に皮膚をさらすだけで発症する人もいます。水疱のような発疹はかゆみや痛みを伴うため非常に気になります。しかもこうした状態が少なくとも1週間は続くのです。栄養士によれば、食物不耐症が原因である場合も多く、特にアルギニンというアミノ酸を含む食物——チョコレート、ナッツやキノコ類、トマト、グリーンペパー、豚肉、サンフラワーオイル（ヒマワリ油）、カニ、エビなどの甲殻類——を摂取した場合に発症しやすいそうです。ただ同じ食物でも豆もやし、大豆製品、魚（特にオヒョウ）、鳥肉（できれば放し飼いの鶏や七面鳥）、ヨーグルト、醸造酵母などには、リジンというアミノ酸が豊富に含まれているため、単純ヘルペスウイルスを抑制する効果があると考えられています。

　ヘルペスが発症した場合には、以下に挙げる軟膏のいずれかを早めに塗って下さい。普通は24時間以内に症状が緩和されるはずです。

ヘルペスの緩和にヨーグルトを食べましょう

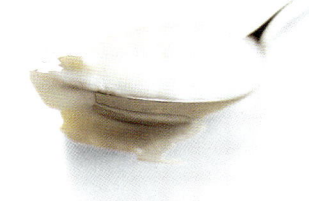

◉ ハイパーカル芳香軟膏

ハイパーカル軟膏20g（薬局で購入可）
ジャーマンカモミール2滴

　小瓶にハイパーカル軟膏を入れ、エッセンシャルオイルを加えてから、計量スプーンの柄でよくかき混ぜます。それを数時間おきに患部に少量塗って下さい。症状が治まるまで続けます。

◉ ハイパーカル軟膏（特効）

　特効性の高いハイパーカル軟膏が簡単に作れます。エッセンシャルオイルを加えていないにも関わらず、優れた効果のある軟膏です。

無香料スキンクリーム25g（薬局で購入可）
セントジョーンズワートチンキ5mℓ
カレンデュラチンキ5mℓ

　ガラスの小瓶に無香料クリームを入れ、チンキ2種を加えて混ぜます。それを1日に数回、患部に少量塗って下さい。症状が治まるまで続けます。

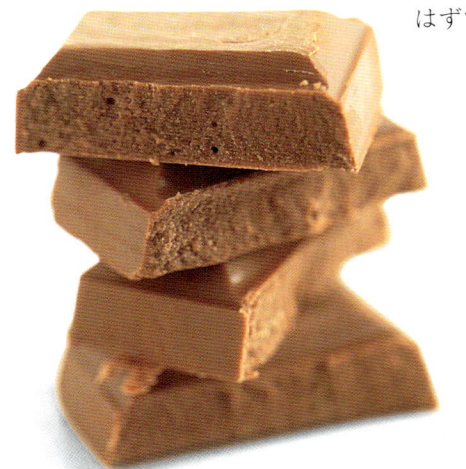

チョコレートはヘルペスを誘発しかねません

湿疹

湿疹は大きくわけて2種類あります。アトピー性（慢性または長期に渡るもの）と接触皮膚炎です。前者は通常遺伝性の疾患で、喘息や花粉症、片頭痛の家系によく見られます。食物不耐症が関係していることもあり、特に乳製品に敏感に反応するようです。一方の接触皮膚炎は、特定のものに反応して発症します。たとえば家庭用及び工業用化学薬品、サクラソウをはじめとするある種の植物、ニッケル、化粧品、香水、そして時にはエッセンシャルオイルにも。しかもこうした接触アレルギーは、アトピー性の湿疹に悩む人にもかなりの確率でおこりうる疾患なのです。

またどちらのタイプの湿疹にも腫れとかゆみが見られ、かなりの痛み（時に涙を流すほど）を伴います。慢性化した場合には皮膚がひび割れ、出血することもあるほどです。本章のはじめにも述べたように、湿疹ができている方はまず専門家――ホメオパシー医やハーブ療法士、ホリスティック栄養士など――に相談することをお薦めします。それもできれば医師の承諾を得た上で。

なお多くの研究によれば、湿疹には特にイブニングプリムローズオイルが効果的であり、栄養補助剤として家庭での治療に取り入れるよう薦めています（500mgのカプセルを毎日6錠摂取）。また湿疹を患っている方の中にも、外用としてならこのオイルを用いることができるという方もいます。ですが大半の方は、このオイルをベースとした療法では皮膚を刺激し、かえって症状を悪化させてしまいます。したがってここでは、オイルを使用しない療法を挙げておきますが、これは湿疹を完治させるものではなく、あくまでもかゆみと炎症を抑えるものです。

● カレンデュラとアロエベラジェル（乾燥性湿疹用）

アロエベラジェル50ml
カレンデュラチンキ15滴

ガラスの小瓶にアロエベラジェルを入れ、カレンデュラチンキを加えてよく混ぜます。それを1日に2、3回患部に塗って下さい。

● カレンデュラ湿布（じくじくした湿疹用）

ミネラルウォーターまたは濾過水250ml（あるいは沸騰後冷ました水道水）
カレンデュラチンキ20滴

容器に水を入れ、カレンデュラチンキを加えて軽く混ぜ、チンキを拡散させます。そこに折りたたんだ清潔な綿布を浸し、搾ってから患部に15分ほど当てて下さい。

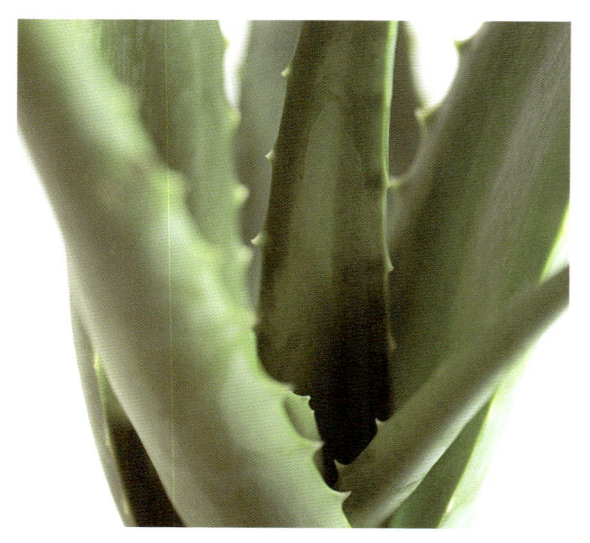

アロエベラジェルは湿疹に悩む人の強い味方

皮膚の応急処置

炎症性の日焼け

　ジェルや軟膏も塗れないほど皮膚がひりひりと痛む場合、最も効果的な療法のひとつとして、アロエベラジュースを用いたスプレーが挙げられます。このアロエベラジュースは、これまでパックなどのレシピで取り上げてきたアロエベラジェルとは異なり、いわゆる栄養補助剤で、ヘルスストアなどに置いてあります。このジュースをスプレーすれば、ひどく焼けた皮膚でも皮が剥けることはありません。火照りや痛みも緩和され、火膨れも防いでくれます。軽度の炎症であれば、美しい小麦色の皮膚が戻ってくるでしょう。したがって、化粧用のスプレーボトルに少量入れて常に携帯し、1日に数回スプレーすることをお薦めします。あるいは、以下の療法のいずれかを試してみるのもいいでしょう。

冷水入浴

　軽度の日焼けが身体の広範囲に渡ってみられる場合に最適です。

リンゴ酢250mℓ
ローマン（またはジャーマン）カモミール3滴
ラベンダー3滴

　エッセンシャルオイルとリンゴ酢を混ぜたものを、浴槽に張った水——それもできれば冷水に加え、かき混ぜてオイルを拡散させます。そこに15分ほど浸かって下さい。この後、次に挙げるクーリングジェルを使えば一層効果的です。

クーリングジェル

　このジェルには、アロエベラの抗炎症効果と、エッセンシャルオイルの皮膚蘇生効果が含まれています。顔に使用する場合には、皮膚が敏感ですから、エッセンシャルオイルの量を半分にして下さい。顔用と身体用に2種類作っておくことをお薦めします。

アロエベラジェル50mℓ
ローズマリー2滴
ラベンダー2滴
ティートリー2滴

注意：重度の炎症の場合は、すぐに医師の診察を受けて下さい。

炎症性の日焼けに効果のあるローズマリー

打ち身

　皮膚の下の細い血管を損傷すると、表面の皮膚が変色し、打ち身ができます。こうした打ち身や腫れといった症状は、たまの発症であれば家庭での応急処置で構いませんが、原因が不明であったり軽傷を負った際、頻繁にまたは広範囲に渡って見られる場合には、必ず医師の診察を受けて下さい。よく打ち身ができるという方は、食事の時にビタミンC——毛細血管補強に効果があるといわれています——を補給するといいでしょう（毎日500mg×2錠）。なお、腫れを取り、回復を早めるために、以下の応急療法も試してみて下さい。

打ち身用冷湿布

氷水600mℓ
スイートマージョラム3滴
ローマンカモミール3滴

　容器に水を入れ、エッセンシャルオイルを加えてよく混ぜ、オイルを拡散させます。そこに折りたたんだ清潔な綿布を浸し、搾ってから患部に当てます。綿布が人肌程度に温まるまで続けましょう。痛みがひくまで頻繁に繰り返して下さい。

皮膚のためのアロマ療法

● 打ち身用軟膏
前述の冷湿布後に塗るとさらに効果が期待できます。

無香料スキンクリーム25g（薬局で購入可）
カレンデュラチンキ5mℓ
ヘリクリサム2滴
ローマンカモミール2滴
ラベンダー3滴

ガラスの小瓶に無香料スキンクリームを入れ、チンキとエッセンシャルオイルを加えてよく混ぜます。1日に2、3回患部に塗って下さい。

● 目元用薬用ジェル
目の回りに打ち目ができた場合、決してエッセンシャルオイルは使用しないで下さい。少量でも目に入れば、痛みも苛立ちも募る一方です。代わりに、よく冷やしたウィッチヘーゼルに浸したガーゼを、15分ほど患部に当てておくといいでしょう。その後、この薬用ジェルを試してみて下さい。

アロエベラジェル20mℓ
カレンデュラチンキ10滴

滅菌したガラス瓶にアロエベラジェルを入れ、カレンデュラチンキを加えてよく混ぜます。これを1日3回、少量ずつ患部に塗りましょう。ただし、くれぐれも目に入れないよう気をつけて下さい。

やけど（軽度の場合）
オイルや軟膏を処方する前に、必ず患部を冷たい流水で10分間、もしくは痛みがとれるまで十分に冷やして下さい。広範囲に渡って冷やしたい場合には、ぬるめのシャワーを浴びるか水風呂に入るといいでしょう。その後、患部が小さい場合には、ラベンダーまたはティートリーの原液を塗ります。逆に大きい場合には、以下の療法のいずれかを用いて下さい。

注意：水疱は潰さないで下さい。感染症を引き起こしかねません。時間の経過とともに痛みが増したり患部が広がってくるような場合には、必ず医師の診察を受けて下さい。

● やけど用薬用オイル

カレンデュラオイル（浸出油）20mℓ
セントジョーンズワートオイル（浸出油）20mℓ
ラベンダー（またはティートリー）3滴

遮光瓶に浸出油2種を入れ、エッセンシャルオイルを加えてよく振り混ぜ、オイルを拡散させます。症状が治まるまで、1日に2、3回患部につけて下さい。

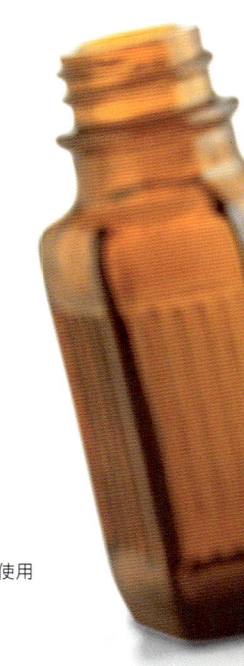

オイルのブレンドには遮光瓶を使用

やけど用軟膏

無香料スキンクリーム25g（薬局で購入可）
フランキンセンス5滴
ローズマリー5滴
ラベンダー（またはティートリー）5滴

やけど用冷湿布

冷水300mℓ
ジャーマンカモミール
　（またはティートリーかラベンダー）4滴

　容器に水を入れ、エッセンシャルオイルを加えて軽く混ぜ、オイルを拡散させます。そこにガーゼを浸し、十分に搾ってから患部に当てます。そのまま包帯で固定しておき、1日に数回取り換えますが、痛みや炎症が治まるまでなるべく頻繁に行って下さい。

虫刺され

　やたらと虫に刺される人がいますが、その人からはきっといい香りが漂ってきているのでしょう！こうした虫はニンニク臭を嫌いますから、ニンニクを摂取すれば寄ってこなくなります。蚊などはビタミンBの味が苦手なので、外出予定のある方は、その1週間前から毎日1錠ずつ、ビタミンB50mgを含む錠剤の服用をお薦めします。それでも刺された場合は、以下の療法を試してみて下さい。虫刺されに煩わされずに休暇を楽しめるでしょう。

虫刺されの応急処置に便利な脱脂綿

エッセンシャルオイルを用いた虫刺され用応急処置

リンゴ酢または搾りたてのレモン果汁
ラベンダーまたはティートリー
重炭酸ソーダ
水
ピンセット

　たいていの虫刺されは、ラベンダーまたはティートリーの原液を少量つければ大丈夫です。ただしスズメバチに刺された場合は、患部がアルカリ性に傾いていますから、まずリンゴ酢またはレモン果汁をつけて中和します。痛みや腫れがおさまるまで頻繁に行って下さい。また、リンゴ酢またはレモン果汁小さじ2にラベンダーまたはティートリーを1滴たらしたものを塗っておけば、感染も予防できます。

　なお、ミツバチに刺された時には、ピンセットを使ってすぐに針を抜きましょう（ミツバチは人を刺した後、毛髪のように細く黒い針を残していきます）。その際、できるだけ皮膚の近くをつまんで抜くようにして下さい。毒の入った液嚢を潰してしまうと、体内に毒が回ってしまいますから、十分な注意が必要です。万一毒が入った場合、ミツバチやアリの毒は酸性ですから、重炭酸ソーダで中和します。また、重炭酸ソーダ小さじ約1杯を少量の水で溶いてペースト状にし、ラベンダーまたはティートリーを1滴加えたものを塗っておけば、感染を防ぐことができます。

注意：ミツバチやスズメバチに刺されると、意識を失ったり、呼吸困難に陥る場合があります。そのような時にはすぐに救急車を呼んで下さい。

切り傷、擦り傷

　水を含ませた脱脂綿で傷口を丁寧に拭くか、出血が止まるまで流水にさらすかします。傷が深い場合縫合が必要になりますから、不安な時には医師の診察を受けるのが一番です。

注意：錆びた釘や有刺鉄線で切った場合、または動物に噛まれたり、土をいじっていて傷を負った時には、破傷風の注射を打たなければなりませんから、すぐに病院に行って下さい。診察を待つ間に、セントジョーンズワートチンキで作った濃いめの消毒液で傷口を消毒しておくといいでしょう（カップ1杯の水にチンキを小さじ4杯）。セントジョーンズワートは、かつて戦場で傷ついた兵士たちに破傷風予防として処方されていたものです。ただし、この消毒のみで済ますことは決してお薦めしません。

　なお軽度の傷の場合、傷口をきれいに洗った後で自然療法を行えば治りも早く、傷跡が残ることもありません。ラベンダーまたはティートリーの原液を塗っておくか、以下の療法を用いるといいでしょう。

◊ 芳香冷湿布

水600mℓ
ユーカリ（またはティートリー）2滴
レモン2滴
ラベンダー2滴

　容器に水を入れ、エッセンシャルオイルを加えて軽く混ぜ、オイルを拡散させます。そこに折りたたんだ清潔な綿布を浸し、十分に搾ってから傷口に当て、10分ほど置きます。その後、必要であれば包帯または絆創膏で傷口を保護しておきましょう。

◊ 殺菌軟膏

　レシピにはベースとして無香料スキンクリームを挙げてありますが、代わりに市販のハイパーカル軟膏を使用しても構いません。ただしその場合、カレンデュラとセントジョーンズワートチンキは加えないで下さい。

無香料スキンクリーム25g（薬局で購入可）
カレンデュラチンキ5mℓ
セントジョーンズワートチンキ5mℓ
フランキンセンス3滴
ミルラ2滴
ラベンダー4滴

　ガラスの小瓶に無香料スキンクリームを入れ、チンキ2種とエッセンシャルオイルを加えてよく混ぜます。治癒するまで、1日に2、3回患部に塗って下さい。

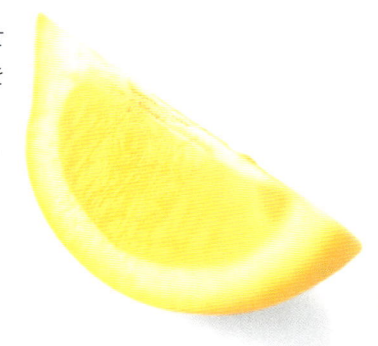

レモンのエッセンシャルオイルには
高い治療効果があります

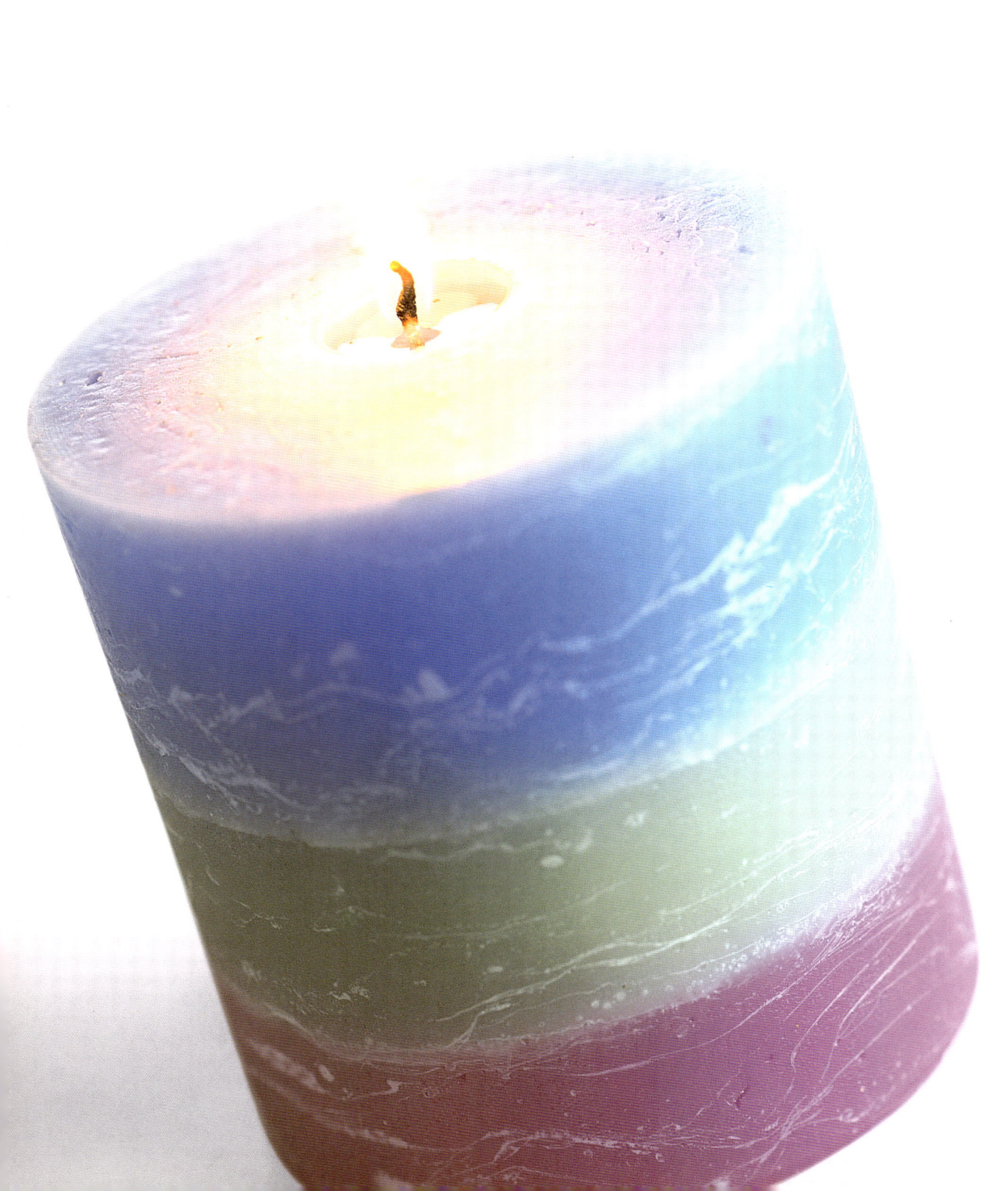

呼吸器系のためのアロマ療法

一般に「呼吸」とは、胸郭の下に位置する横隔膜と、肋骨の間にある肋間筋の力で、肺に空気を取り込んだり肺から出したりすることを指します。一方、全ての生体細胞内で行われている化学変化を「呼吸作用」といいます。これによって栄養素は酸化され、エネルギー（熱）や、二酸化炭素を生じ、老廃物が体外に排出されるのです。

そのために必要な酸素——生命の源でもある酸素を各細胞に供給しているのが、呼吸器系と循環器系であり、特に呼吸器系の肺は、皮膚や腎臓、大腸とともに、老廃物を排出する役割をも担っています。したがって、どこかの器官に支障が生じると、その分他の器官に負担がかかることになるのです。

中でも呼吸器系に疾患が生じた場合、その影響はまず粘膜に及びます。この粘膜は、様々な器官を覆っています。鼻腔、副鼻腔、口腔、咽頭、気管、肺はもとより、目や内耳の一部までも。それゆえ、様々な要因——偏った食生活や精神的疲労、喫煙など——から体調を崩すと、細菌やウイルスに感染しやすくなるのです。

ですがこうした疾患は、自然療法の力で穏やかに緩和させていくことができます。しかも免疫力を高めていくこともできるのです。ただしそのためには、正しい食生活を送ることが必要になってきます。適度な運動や呼吸訓練、リラクゼーション療法の実践も。それにはヨガが最適でしょう。ぜひ近隣の教室を探してみて下さい。

もちろん食生活の改善も忘れずに。正しい食事を摂ることで抵抗力がつき、呼吸器系によくある疾患——咳や風邪、インフルエンザなど——に冒されにくい身体を作っていくことができるのです。したがって、まずは粘液の過剰分泌（カタル）を誘発する食品の摂取を控えましょう。化学成分を大量に使用したジャンクフード、乳製品や小麦粉を原料とする食品、糖分などです。その上で新鮮な青果物——それもできれば有機栽培のもの、つまり残留農薬の心配のないもの——をたっぷり摂って下さい。特にニンニクやタマネギ、ネギなどは肺感染症に効果があります。また、ニンニクエキスの入った栄養補助剤（ヘルスストアで購入可）を服用したり、ハーブやスパイス——ローズマリー、シナモン、タイム、ジンジャーなど——を調理に取り入れていけば、肺を清浄にしていくこともできるでしょう。

タイムのようなハーブを活用して免疫力を高めましょう

注意：喘息、慢性気管支炎、肺気腫など重度の呼吸器系疾患の治療に関しては、必ず医師の指導を仰いで下さい。また、体調に不安がある場合、子どもや高齢者に治療を行う場合にも、医師に相談することをお薦めします。

気管支炎

　気管支（肺胞に達する管）の粘膜が炎症を起こした状態。それが気管支炎です。急性（短気）と慢性（長期）があり、慢性の場合には、痰を伴う咳が3ヶ月以上続きます。一方の急性気管支炎は、風邪またはインフルエンザ後の感染によって発症することがあります。主な症状は胸部疾患性の咳、喘鳴、高熱、胸痛です。

　こうした症状には、以下に挙げる療法はもとより、ハーブティー——エルダーフラワー、ヤロウ、エレカンペーン（オオグルマ）も非常に効果があります。また、前述した症状が湿度の高い寒い時に頻繁に見られる場合、あるいは大量の白っぽい痰が出る場合には、「風邪」の項に記したホットドリンクを試してみて下さい。

● 気管支炎用濃縮エッセンシャルオイル

　消炎効果の高いエッセンシャルオイルをブレンドした濃縮液です。用法——蒸気吸入、入浴、胸部マッサージなど——に応じて1滴ずつ計量、使用して下さい。ハンカチなどに数滴しみ込ませておき、時折吸入するのもお薦めです。

アトラスシダーウッド15滴
フランキンセンス15滴
カナディアンバルサム
　（またはスコットランドパイン）12滴
ミルラ8滴

　小さな遮光瓶にエッセンシャルオイルを入れて振り混ぜます。この濃縮液を、以下に挙げる用法に応じて使用して下さい。その際には、スポイト（薬局で購入可）などを用いて正確に計量しましょう。

蒸気吸入：容器に入れた沸騰直前の熱湯に、濃縮液を4滴加えます（5歳以上の子どもの場合は2滴）。頭からタオルをかぶり、テントの要領で容器ごと覆ったら、そのまま5分間、芳香蒸気を吸入します。これを1日に2、3回行って下さい。

注意：喘息の方は蒸気吸入を行わないで下さい。蒸気が発作を引き起こしかねません。代わりに以下の芳香入浴をお薦めします。

芳香入浴：消炎力に富んだ蒸気吸入と併用することで、さらにその効果を高めます。入浴時に濃縮液を8滴（5歳以上の子どもの場合は4滴）たらして下さい。

胸部及び背中のマッサージ：蒸気吸入と併用して下さい。25mlのベジタブルオイル（サンフラワー、スイートアーモンド、オリーブなど）に、濃縮液を15滴（5歳以上の子どもの場合は7滴）加えます。1日に2回マッサージを行いましょう。

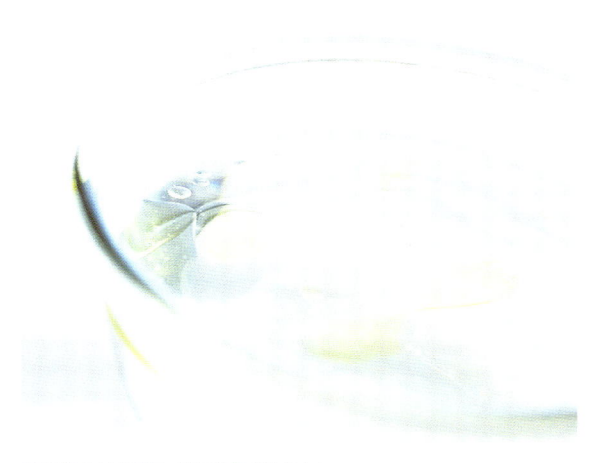

蒸気吸入は気管支炎に効果があります

風邪

　上気道がウイルスに感染すると風邪を引き、鼻腔や咽頭にその症状が現れます。この風邪をもたらすウイルスは多種多様であるばかりでなく、常時新種が出現しているため、一度感染したウイルスに対する抗体を有していたところで、別のウイルスに感染して再度風邪を引く可能性は絶えずあるわけです。ちなみに人間の身体は、何らかのストレスを感じるだけで免疫力が落ち、風邪（やインフルエンザ）のウイルスに感染しやすくなりますから、まずはビタミンCを摂取して予防に努めましょう。これは、自然療法に携わる専門家の大半が薦めるもので、500mgの栄養補助剤を毎日2錠服用すれば、免疫力が高まります。ですが、それでもひいてしまった場合には、以下の療法を行って下さい。症状が緩和され、回復も早くなるはずです。

◆ 風邪用濃縮エッセンシャルオイル

ユーカリ15滴
　（10歳以下の子どもにはマートルを使用）
スイートマージョラム15滴
ラベンダー10滴
ローズマリー10滴

　小さな遮光瓶にエッセンシャルオイルを入れて振り混ぜます。この濃縮液を、「気管支炎」のレシピに応じて使用して下さい。

◆ レモンとハチミツのホットドリンク

　風邪やインフルエンザの初期症状（咽喉の痛み、悪寒、くしゃみなど）が見られたら、これを飲んで下さい。ウイルスの増殖を防いでくれるはずです。急性の気管支炎にも効果があります。

水600mℓ
ホールクローブ（まるのままのクローブ）小さじ1
シナモンスティック1/4本
乾燥させた根ショウガをすり下ろしたもの小さじ1
　（生の根ショウガの場合は小さじ2）
ハチミツ（お好みで）
レモン1個分の搾りたての果汁
粉末トウガラシ少量（加えなくても可）

　ステンレスまたはホーロー鍋に水を入れ、クローブ、シナモン、根ショウガを加えて蓋をし、20分煮ます。カップ1杯分のホットドリンクを作るには、カップにレモン果汁小さじ3を入れ、そこに前述の湯を注ぎます。お好みでハチミツを加え、味を整えましょう。辛いのが好きな方は粉末トウガラシもどうぞ！　これを1日に3杯飲みます。

　なお、鍋は飲むたびに火にかけて下さい。1カップの水を加え、弱火で沸騰直前まで温め直します。すでにクローブなどの成分が溶け込んでいるので、効果は変わりません。ただし24時間経過した場合には新しく作り直して下さい——まだ必要であれば、の話ですが！

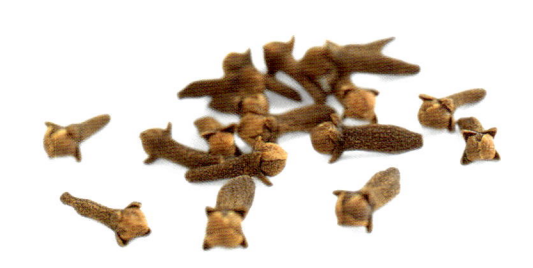

レモンとハチミツのホットドリンクにホールクローブ（まるのままのクローブ）を入れれば、風邪やインフルエンザの予防に

インフルエンザ

インフルエンザはウイルスにより感染する疾患で、鼻腔と咽頭に影響を及ぼすばかりか、発熱、頭痛、全身の痛み、鼻詰まりといった諸症状を引き起こし、倦怠感やうっとうしさをも伴います。症状そのものは4、5日で治まってきますが、精神的、肉体的なだるさが容易にとれず、完全に回復するまでに2、3週間ほどかかるのが特徴です。インフルエンザウイルスも種類が多く、ほぼ10年に1度の割合で新種も出現してきます。また、高齢者や乳幼児がインフルエンザにかかると非常に危険なため、その際にはまず医師の診察を受けて下さい。

インフルエンザにかかった場合、食欲が落ちるのが普通ですから、この間は無理に食べることはありません。その代わり、水分だけはしっかり補給して下さい。ミネラルウォーターや果汁50％のジュース、ハーブティー——ペパーミントやタイム、エルダーフラワーなど——を飲むといいでしょう（59ページ「風邪」の項に記したアドバイスも参照）。また、エッセンシャルオイルを用いた療法が、症状を緩和し気分を高揚させてくれます。合併症の併発も防いでくれるでしょう。

◊ インフルエンザ用濃縮エッセンシャルオイル

ローズマリー10滴
コリアンダー10滴
スイートマージョラム10滴
マンダリン10滴
ユーカリ10滴
（10歳以下の子どもの場合はマートル10滴）

遮光瓶にエッセンシャルオイルを入れて振り混ぜます。この濃縮液を、「気管支炎」のレシピ（58ページ）に応じて使用して下さい。

◊ 芳香薫蒸剤

インフルエンザがはやっている時、室内の空気を清浄にするため、リフレッシュ効果の高いオイルをブレンドして蒸散させます。

カナディアンバルサム
　（またはスコットランドパイン）3滴
アトラスシダーウッド3滴
ジュニパーベリー3滴
レモン5滴

蒸散器の上皿に水を張り、エッセンシャルオイルを加えてロウソクに火をつけます。ただし、アロマライトやディフューザーを使用する場合は、添付の使用説明書に従って下さい。専用の器具がない時は、スプレーボトルに200mlの水とエッセンシャルオイルを入れ、1日に少なくとも2回、全ての部屋にスプレーして回りましょう。

蒸散器で、リフレッシュ効果の高いオイルを温めます

咳

　咳は、刺激物の侵入から気道を守るための身体の自然な反応であると同時に、風邪やインフルエンザ、気管支炎、喘息といった重度の疾患にみられる症状でもあります。

　治療の一環として、乳製品及び精製でんぷん製品の摂取を控えて下さい。また、59ページ「風邪」の項で取り上げたレモンとハチミツのホットドリンクは、咳にもよく効きます。

注意：症状が治まらない場合は、医師の診察または、ハーブ療法士やホメオパシーの専門医による治療を受けることをお薦めします。

● 咳用濃縮エッセンシャルオイル

サイプレス10滴
ラベンダー15滴
フランキンセンス10滴
マートル（またはローズマリー）10滴

　遮光瓶にエッセンシャルオイルを入れて振り混ぜます。この濃縮液を、「気管支炎」のレシピ（58ページ）に応じて使用して下さい。

● 咳用うがい薬

リンゴ酢小さじ2
スイートマージョラム2滴
湯1カップ
液状のハチミツ小さじ1/2

　カップにリンゴ酢を入れ、エッセンシャルオイル、湯、ハチミツを加えてかき混ぜます。1日に2、3回うがいをして下さい。

副鼻腔炎

　これは副鼻腔内の感染症で、鼻詰まり、目の回りの痛み、頭痛、時に口臭といった症状を伴います。適切な治療を行わない場合慢性化することがあり、絶えず不快感に悩まされるようになります。副鼻腔炎になりやすい方は、ハーブ療法士やホメオパシーの専門医に定期的にかかることをお薦めします。万一発症した場合には、以下の療法が役に立つでしょう。

● 副鼻腔炎用濃縮エッセンシャルオイル

　鎮痛効果を有し、鼻詰まりにも効くエッセンシャルオイルをブレンドしたもので、蒸気吸入（58ページ「気管支炎」の項参照）での使用が特にお薦めです。また、ハンカチに数滴しみ込ませておき、時折吸入するのもいいでしょう。

ペパーミント10滴
ラベンダー15滴
ユーカリ10滴

　遮光瓶にエッセンシャルオイルを入れ、振り混ぜます。

注意：7歳以下の子どもにペパーミントやユーカリを用いると呼吸障害を起こす場合がありますから、くれぐれも気をつけて下さい。

花粉症

花粉症は、空気中の花粉に反応しておこる季節性のアレルギーです。特徴的な症状として、くしゃみ、鼻詰まりまたは鼻水、むず痒さ、涙目、光過敏症、頭が「ぽーっとする」などがあり、中には発熱、喘息を思わせる咳や喘鳴といった症状を呈する人もいます。

花粉症の場合、花粉を抗原と誤認した防御システムが作用して抗体が生じ、それが花粉と反応した結果、ヒスタミンなどの化学伝達物質を放出してしまいます。つまり花粉症は、様々な要因が複雑に絡みあって発症するものであり、だからこそ自然療法では、食生活の改善やストレス除去も含めて、あらゆる面からの治療を行っているのです。なお、以下に挙げる療法を行うことで諸症状を緩和させることはできますが、完治のためにはやはり専門家——ハーブ療法士、ホメオパシーの専門医、ホリスティック栄養士など——に相談することをお薦めします。各自の症状に応じた療法プランを考えてくれるでしょう。

予防法としては、蜂の巣から採取した生のハチミツを1日に小さじ2杯なめておけば効果があります。ハチミツに混入している微量の花粉をも摂取することで、身体を花粉に慣れさせていくのです。発症期の6週間前から始めて下さい。また、ビタミンCの栄養補助剤の摂取（500mgの錠剤を1日に3回）は栄養士も薦めています。ただしその際には、バイオフラボノイド——天然の抗ヒスタミン剤として機能——を添加したものにして下さい。さらに、エルダーフラワーやアイブライト（コゴメグサ）などのハーブティーもカタルの除去によく効きます（使用の際はラベルの指示に従って下さい）。このアイブライトティーを冷やしたもので目を洗うと、痛みやかゆみも緩和できます。エッセンシャルオイルの中にも、花粉症に効果のあるものは多種あると思われますが、オイルに対する反応はそれぞれに異なりますから、各種試して自分に最適なオイルを見つけて下さい。参考までに、以下に挙げるオイルは一度試してみるといいでしょう。ローズオットー（高価ですが！）、ユーカリ、カモミール（ジャーマンまたはローマン）、カナディアンバルサム、フランキンセンス、ラベンダー、ペパーミント、ティートリーなどです。なお58ページ「気管支炎」の療法、レシピは全て花粉症にも効果があります。もちろん以下の療法も役に立つでしょう。

● 花粉症用香膏

ここでは「天然」の物質ではないワセリンを使用しますが、あくまでもキャリアオイルとしてです。ワセリンは気化して鼻腔に入っても、皮膚から吸収されることはなく、逆に発症の原因となるほこりや花粉の侵入を防いでくれます。

ワセリン小さじ1
エッセンシャルオイル1、2滴
　（自分に合ったオイルを使用）

ガラスの小瓶にワセリンを入れ、エッセンシャルオイルを加えて混ぜます。それをごく少量鼻孔に塗って下さい。1日に2、3回行います。

注意：7歳以下の子どもの場合、ペパーミントとユーカリの使用は避けて下さい。呼吸困難を引き起こしかねません。

花粉症に効く
ユーカリのオイル

咽喉の諸疾患

　咽喉の痛みは、風邪やインフルエンザをはじめとするウイルス性疾患の初期症状である場合がよくあります。また喉頭炎は、喉頭（発声器）の炎症で、声が掠れたりよく出なくなり、時に乾いた咳を伴います。咽喉の使い過ぎが主な原因のため、アナウンサーや歌手、俳優などに頻繁に見られる疾患といえるでしょう。こうした咽喉の疾患の場合には、原因に関係なく以下の療法を試してみて下さい。

芳香うがい薬

湯1カップ
リンゴ酢小さじ1
レモン1滴
ユーカリ1滴
ハチミツ小さじ1/2

　カップにリンゴ酢を入れ、エッセンシャルオイルを加えて混ぜます。そこに湯とハチミツを加え、再度混ぜましょう。これで1日に2、3回うがいをして下さい。

注意：咽喉の痛みが再発したり、緩和の兆しが見えない場合、しかもそれが炎症または感染症と無関係のようであれば、甲状腺異常の初期症状かもしれません。すぐに医師の診察を受けることをお薦めします。

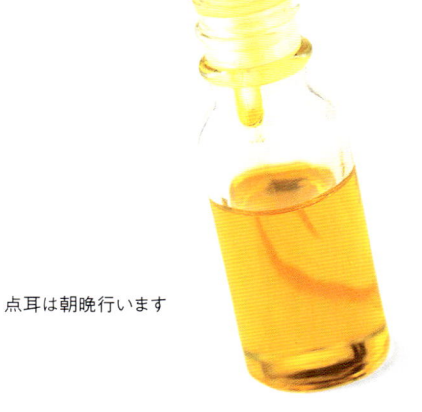

点耳は朝晩行います

耳痛

　子どもが鼻や咽喉をウイルスまたは細菌に冒された際、二次感染として発症することがあります。その場合には医師やハーブ療法士、ホメオパシーの専門医などの診察を受けて下さい。なお以下の療法でも、痛みを緩和し、感染を抑えることはできるでしょう。

注意：膿や血性分泌物はよくない兆候です。医師による治療をお薦めします。

芳香点耳

ジャーマンカモミール
　（またはローズマリー）1、2滴
スイートアーモンドオイル小さじ1

　エッグカップにスイートアーモンドオイルを入れ、エッセンシャルオイルを加えて混ぜます。これをピペットで2、3滴耳にたらし、脱脂綿を詰めておきます。痛みが取れるまで朝晩行って下さい。

耳痛用芳香湿布

　上記の療法と併用するといいでしょう。もちろん単独で行っても効果はあります。

適温の湯600mℓ
ジャーマンカモミール（またはローズマリー）4滴

　容器に湯を入れ、エッセンシャルオイルを加えて軽く混ぜ、オイルを拡散させます。そこに綿布を浸し、搾ったものを患部に当てます。布が人肌程度に冷めてくるまで続けて下さい。2、3度継続して行うといいでしょう。

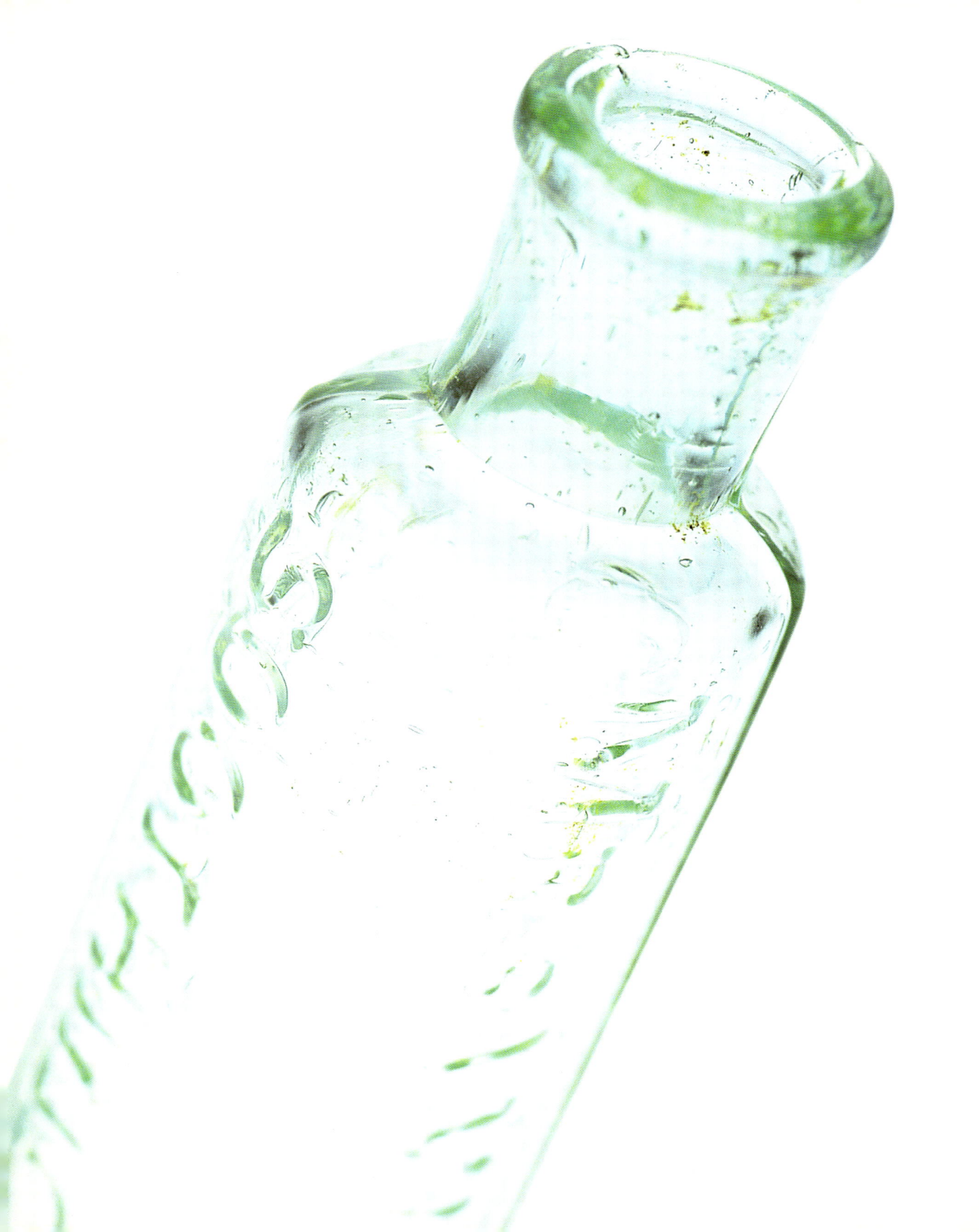

心臓と循環器系のための
アロマ療法

　身体中の細胞は、常時供給される血液によって酸素や栄養素を取りこんでいます。したがって、供給が不十分であれば、私たちの身体はたちまち活力を失ってしまうのです。

　大人の場合、体内を循環している血液の量は平均6リットル。そしてこれだけの量の血液——生命維持に欠くことのできない血液を、ポンプ作用により常時循環させている力（血圧）の源が心臓なのです。また、神経信号やホルモンをはじめとする複雑なシステムも、小動脈——細いながら屈強な血管を伸縮させることで、血流の調整に一役買っています。

　ちなみに心臓の栄養補給源は、冠状動脈を流れる血液です。しかしこの大事な動脈は、心臓にとって最大の弱点でもあります。冠状動脈は、心血管に何らかの疾患が生じると狭まるため、心臓に送られる血液量が減少してしまうのです。これによって心筋が影響を受ければ、その分心臓の機能は確実に低下していきます。そして残念ながらこうした心疾患は、死因の1位（西洋の場合）に挙げられているのです。

　ただし重度の心疾患を除けば、適切なエッセンシャルオイルを用いたマッサージを行うことで、循環器系の機能を促進させることができます。さらに余分な体液や、リンパ系からの老廃物の排出も促すのです。このリンパ系も、生命維持には欠かすことができません。血管同様、体内を網状に走る管組織の総称で、この管の中を流れているのがリンパ液です。ただこのリンパ液の流れは、日常生活における筋肉の伸縮及び重力に拠らなければなりません。この点が、リンパ系と循環器系——心臓のポンプ作用で調整——との大きな相違でしょう。

　こうしたリンパ系の流れが支障をきたすと、関節炎、セルライト、高血圧、さらにはうつ病といった疾患にまで繋がっていきます。したがって、心身ともに健康であるためにも、リンパ液の流れを促進していかなければなりません。それには、適度な運動を心がけるのはもちろん、エッセンシャルオイルを用いた定期的なセルフマッサージ（21ページ）や、乾膚ブラッシング（20ページ）の励行をお薦めします。

　しかし循環器系の疾患でも重度のもの——心疾患や慢性高血圧症などは、医師の治療を仰がなければなりません。したがって本章でも、これまでの章同様、家庭での治療が可能な軽度の疾患に限って、芳香療法を取り上げていきたいと思います。

セルライト

　セルライトは肥満型の人にのみみられる疾患だと、多くの医師はいいますが、実際には痩せ型の人にもみられます。これは通常、腿や臀部、上腕部に発症しますが、この物質──「オレンジの皮」のようなぽつぽつを伴う物質は、老廃物の集積だと、健康や美容に携わる専門家は考えています。

　人間の身体には、表皮（外層）及び真皮の下に、脂肪組織があります。この脂肪組織が、男性に比べて女性に多いため、セルライトは女性に多く見られます。こうした組織内の細胞は、結合組織の力で普段は個々に独立しています。しかし様々な要因から結合組織が変質すると、脂肪細胞同士が結合して塊となり、それが表皮のすぐ下まで押し上げられてくるのです。しかもセルライトは通常の脂肪と異なり、体液をも吸収していきます。そのため、周囲のリンパ液の流れまで阻害してしまうのです。

　このセルライトを肥大させてしまうと、その除去は美容外科に頼らざるをえなくなります（もちろん本書の意図するところではありません！）。ですが、以下の点に留意していけば、「オレンジの皮」のような症状は改善されるでしょう。何より心身ともに健康な生活を送れるようになるはずです。

　まず、定期的に運動しましょう（ウォーキングや水泳など）。また、「体内汚染」を防ぐため、脂肪の摂取を控え、（できればオーガニックの）未精白穀類や新鮮な青果物など、食物繊維を豊富に摂り入れることをお薦めします。合成食品添加物や塩分、カフェイン、アルコールの過度な摂取は症状を悪化させかねません。代わりにミネラルウォーターをたっぷり飲み、常に体内を清潔にしておきましょう。カップに2、3杯のお湯を毎朝食後に飲めば、腸の刺激にもなります。そしてもちろん、抗セルライト療法の要である乾膚マッサージ（20ページ）も忘れずに。その上で、以下に挙げる芳香療法も試してみて下さい。いずれも、リンパ液の流れを促進するといわれているエッセンシャルオイルがベースになっています。

● 抗セルライトボディスクラブ

　このスクラブは皮膚のくすみを除去し、腿や臀部、上腕部にみられる「オレンジの皮」のような症状を緩和します。週に1、2回、乾膚マッサージをしない時に行って下さい。スクラブが皮膚の老廃物を除去するため、後述する抗セルライトボディオイルも浸透しやすくなっています。したがって、ボディオイルを用いたマッサージは、スクラブ療法の直後に行うといいでしょう。

粉末オートミール大さじ3
ジュニパーベリー4滴
搾りたてのレモン果汁大さじ2

　材料を混ぜてペースト状にして下さい。それを身体に塗り、円を描くようにしながらマッサージをします。少なくとも3分間は続け、その後シャワーで洗い流します。

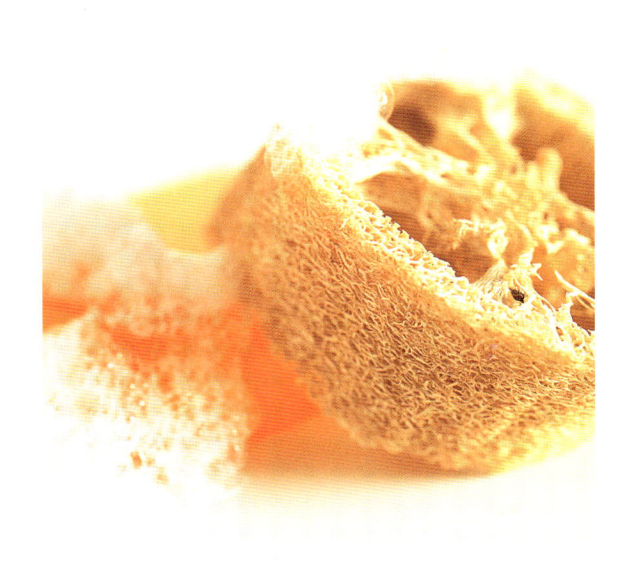

マッサージが循環を促進します

このマッサージは、必ず浴室またはシャワールームで立ったまま行って下さい。

● 抗セルライトボディオイル

スイートアーモンドオイル25mℓ
サイプレス5滴
ゼラニウム2滴
ローズマリー5滴

　患部をマッサージします。乾膚マッサージまたは抗セルライトボディスクラブとの併用で、週に3回行って下さい。

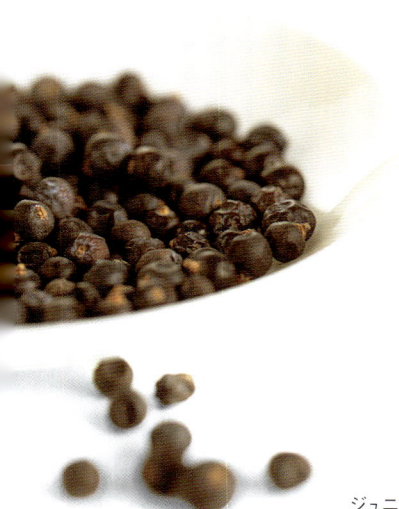

ジュニパーベリーオイルは抗セルライトボディスクラブに

循環不全

　手足が冷え、筋肉の張りもなく、常に疲労感に噴まれているような方に効果があるのが、日々のマッサージです。活力がみなぎり、前向きに生きていけるようになります。循環不全も解消されますから、健康的な皮膚も取り戻せるでしょう。以下に2種類のレシピを挙げますが、前者は水がベースです。オイルを皮膚につけたくない方はこちらをどうぞ。後者はいわゆるマッサージ用のブレンドオイルです。

● 水ベースのマッサージオイル

蒸留水100mℓ
リンゴ酢小さじ3
ジンジャー1滴
ゼラニウム1滴
ローズマリー1滴

　遮光瓶にリンゴ酢を入れ、エッセンシャルオイルを加えて振り混ぜます。そこに蒸留水を加えて再度混ぜます。朝、シャワーを浴びた直後にこれでマッサージしましょう。必ず振ってから使用して下さい。

● さわやかなマッサージオイル

スイートアーモンドオイル25mℓ
ジンシャー1滴
レモングラス1滴
ローズマリー2滴
ゼラニウム2滴
ラベンダー2滴

　遮光瓶にスイートアーモンドオイルを入れ、エッセンシャルオイルを加えて振り混ぜます。水ベースの場合と同様に使用して下さい。

静脈瘤及び痔核

　静脈瘤は、血管が膨張して瘤状になったもので、ふくらはぎに多くみられます。この静脈瘤が直腸にできると、痔核または痔疾と称されるのです。こちらはかゆみ、時には出血を伴います。原因は様々ですが、主として長時間の立ち続け、重いものを持つ、妊娠などが挙げられますし、遺伝という要因もあるでしょう。また痔核の場合は特に、慢性の便秘——排便時のいきみが原因であることがままあります（71ページ参照）。

　こうした静脈瘤の予防に最も効果があるのはウォーキングと水泳です。ヨガ、それも特に逆立ちのポーズも効きます。あるいは毎日10〜15分間、足を頭よりも高くして横になるのもいいでしょう。

　また栄養士によれば、静脈の強化にはバイオフラボノイドを豊富に含む食物を摂取するといいそうです。特にブルーベリーやチェリーといった、青や赤のベリー類がお薦めです。こういったフルーツが入手できない時期は、栄養補助剤としてルチンを服用して下さい。ルチンにもバイオフラボノイド——ソバ粉や柑橘系フルーツの皮から抽出されるもの——が豊富に含まれています。このルチンとビタミンC（500mg×2）を毎日一緒に服用すれば、痛みや腫脹が緩和されるはずです。

注意：家庭で行うアロマセラピーやハーブ療法は、あくまでも痛みや炎症の緩和が目的です。出血や潰瘍といった症状が見られる場合には、すぐに医師の診察を受けて下さい。

バイオフラボノイドは柑橘系フルーツの皮に含まれています

◆ 静脈瘤及び痔核用軟膏

無香料スキンクリーム30g
　（薬局で購入可）
カレンデュラチンキ小さじ1
セントジョーンズワートチンキ小さじ1
フランキンセンス（またはサイプレス）5滴

　ガラスの小瓶にスキンクリームを入れ、チンキとエッセンシャルオイルを加えて混ぜます。1日に2、3回患部に塗って下さい。

　痔の場合、できればこの軟膏をガーゼで包んだものを患部に挿入しておき、1日に数回、または痛みを感じた時に取り換えて下さい。

◆ 痔核用温冷座浴

　温冷交互に座浴することで一種のポンプ作用を引き起こし、静脈とリンパ液の流れを刺激します。痛みや炎症の緩和に効果のある療法です。

座浴可能な大きめの容器2個
容器半分ほどの適温の湯
容器半分ほどの我慢できる程度の冷水

　湯に患部を浸け、冷水に足を浸けます。3分たったら患部を冷水に、足を湯に浸けます。ただしこちらは30秒から1分までにして下さい。これを2、3回繰り返し、最後は冷水に骨盤の辺りまで浸けます。1日に1、2回、症状が治まるまで数日間続けて行って下さい。

凍瘡（しもやけ）

凍瘡は皮膚の炎症による疾患です。患部（たいていは手足の指、耳、鼻など）に腫れやかゆみがみられ、時に潰瘍化することもあります。循環不全の際、冷気にさらされることで発症します。こうした循環不全を改善し、凍瘡を予防するには、十分な運動と定期的な芳香マッサージがお薦めです。また、以下の芳香療法は症状の緩和に効果があります。

◆ 凍瘡用軟膏

無香料スキンクリーム200g
　（薬局で購入可）
スイートマージョラム3滴
ローマンカモミール3滴
レモン3滴

小さな容器にスキンクリームを入れ、エッセンシャルオイルを加えて混ぜます。これを1日に2、3回患部に塗って下さい。

手浴、足浴

適温の湯6リットル
リンゴ酢大さじ1
ブラックペパー1滴
ローズマリー2滴
コリアンダー2滴

リンゴ酢とエッセンシャルオイルを混ぜます。それを、洗面器に注いだ湯に入れ、軽くかき混ぜてオイルを拡散させて下さい。その中に手または足を15分間浸けます。1日に2、3回行いましょう。

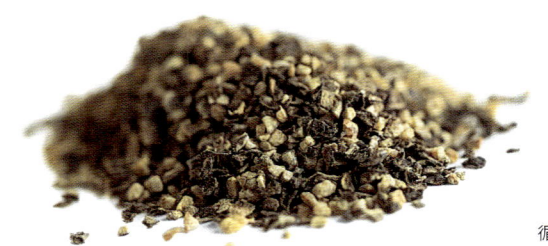

循環を促進するブラックペパー

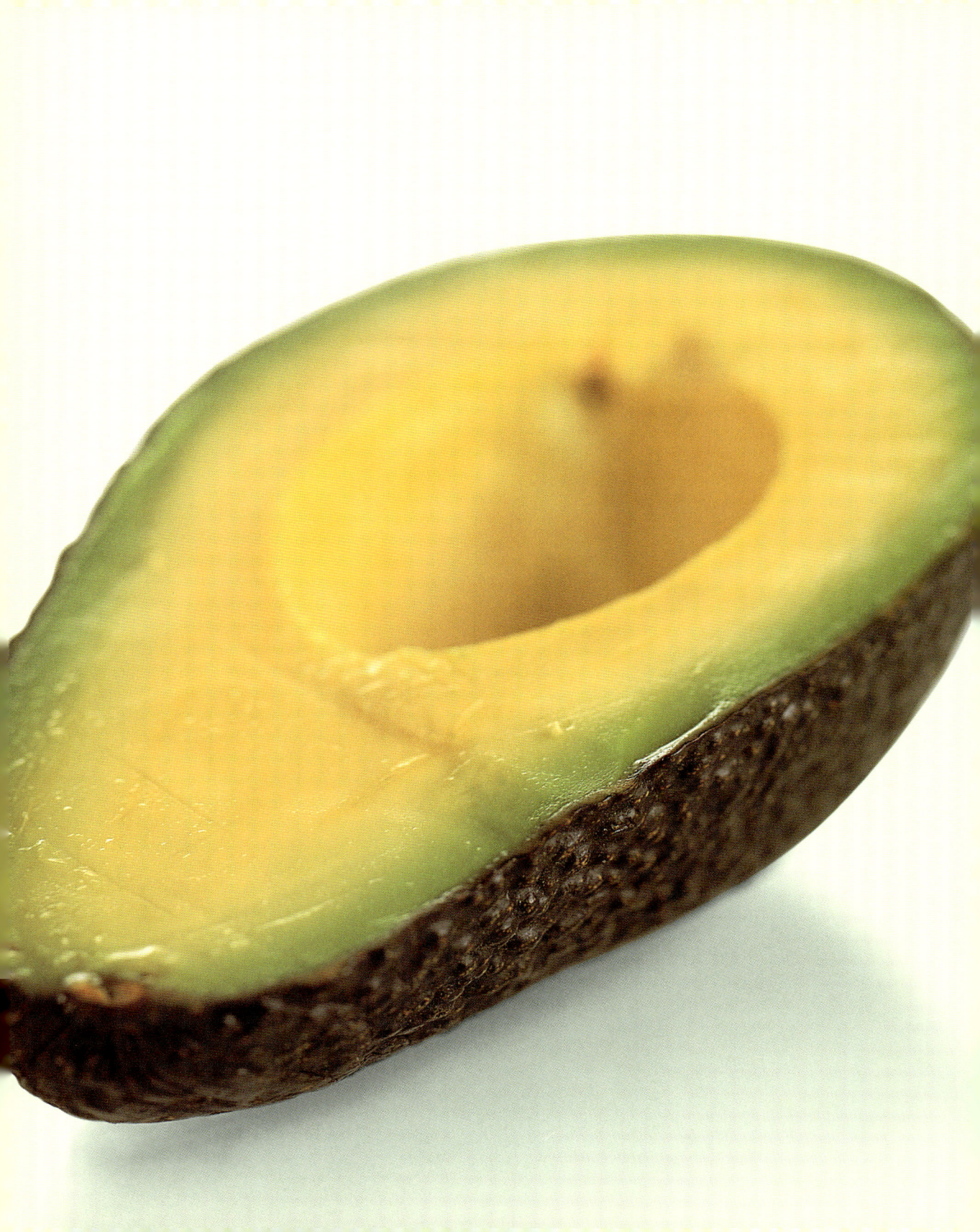

消化器系のためのアロマ療法

消化器系の機能は、食習慣はもとより精神状態とも密接に関わっています。極度の不安や怒り、心配を覚えた結果、ほとんど全ての方が「腸の反応」に直面したことがあるのではないでしょうか。こうした反応の原因は、腹部の瞬間的な収縮、またはみぞおちの鼓動にあると思われます。さらに、長期に渡るストレスも多大な影響を及ぼし、食欲不振や便秘、胸焼けから下痢、吐き気、さらには胃潰瘍といった重度の疾患まで引き起こしかねません。

このような事態を避けるためにも、率先してストレスの軽減に努めることをお薦めします。ヨガに取り組んでみるのもいいでしょう。心落ちつける音楽を流すだけでも効果はあります。

また、デスクワーク中心の生活ゆえに便秘に苦しんでいるようなら、毎日30分の早歩きを励行することで、体調も改善されます！　さらに十分な食物繊維を摂取し（それも主として無精白穀類や新鮮な青果物から）、毎日朝食の前か後に、暖めたミネラルウォーターをコップに2、3杯飲めば、鈍っていた腸の働きを活発にすることもできます。なお、できれば下剤——ヘルスストアには「天然の」下剤も置いてありますが——の多用は避けて下さい。腸が下剤に依存し、下剤なしには正常に機能しなくなってしまうからです。ただし、慢性の便秘の場合には医師の診察を受けることをお薦めします。その後、ハーブ療法士または栄養療法士の治療も受けるといいでしょう。

一方栄養面についてですが、バランスのいい食生活を送るには、どのようなものを食していけばいいのでしょう。実は、この点に関しては未だ意見の統一を見ていないのです。たとえば、動物性脂肪は心臓に負担をかけるので摂取せず、代わりにポリ不飽和の植物油や軽めのマーガリンを使うよういわれたかと思えば、精製度の高い植物油やマーガリンは心疾患を助長し、健康を阻害するため、代替品には適さないといわれたり。また栄養士の中にも、1日にグラス3杯の赤ワインを飲むことで消化が促進され、心臓も丈夫になるという人もいれば、たとえわずかでもアルコールを摂取すれば、身体に害を及ぼすという人もいます！

専門家でさえこうなのです。要するに、万人に共通する理想の食生活などないということでしょう。私たちは皆、体格も違えば考え方も異なります。動物質食品を一切摂らない菜食主義がいいという人もいれば、炭水化物とたんぱく質を同時に摂取しない「ヘイダイエット」が理想だという人もいて構いません。ですが、もしこうした食生活——自分にとって理想的な食生活を励行しているにも関わらず、消化器系の疾患が一向に治癒しない場合には、健康問題に携わる専門家に相談することをお薦めします。

なお、以下の各項をお読みいただく前に注意があります。エッセンシャルオイルの外用には限度があり、それだけで便秘や下痢といった消化器系疾患の完治を望むのは難しいということです。しかしこうした諸疾患の原因がストレスにある場合には、間接的ながらも大いに効果

新鮮なフルーツは
消化を助長します

があります。定期的なアロマセラピーマッサージ（できればプロに行ってもらいましょう）や、心を落ち着かせてくれる芳香療法（92ページからの「心が疲れたとき」を参照）が、バランスを崩した神経系を癒し、気分を高揚させてくれるからです。

ただしここでは、諸疾患（歯肉の疾患も含めて）を直接癒せる療法──エッセンシャルオイルを用いた家庭療法を取り上げていきます。中にはハーブ療法──目的に応じた植物、それも芳香植物を用いた簡単な療法も含まれており、このハーブ療法とアロマセラピーを併用すれば、一層の効果が期待できるでしょう。

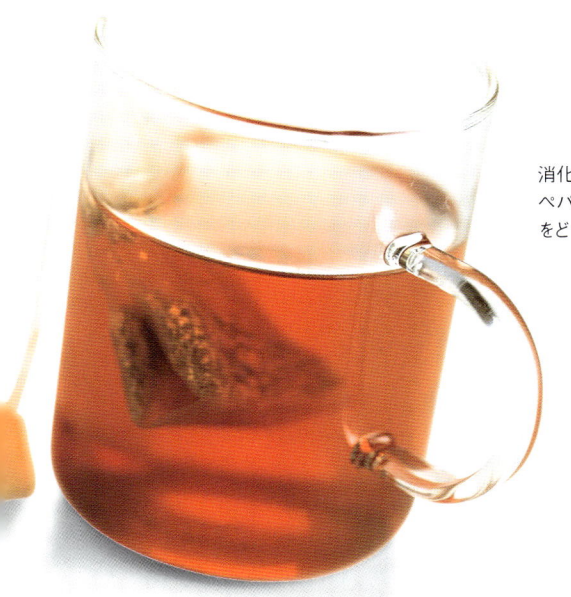

消化不良にはペパーミントティーをどうぞ

消化不良（胸焼け）

食事を摂ると胸焼け（食道内への胃酸の逆流が原因）がする、吐き気や疼痛、腹部膨満感があるといった不快な症状を総称して消化不良といいます。主な原因として挙げられるのが暴飲暴食、不規則な食事、早食い、食事時の口論（これは非常に大きな原因です！）、よくない食べあわせ（たとえば、パンと柑橘系フルーツを一緒に摂取すると具合が悪くなる人もいます）、精神的な緊張などです。もちろん食事抜きも消化不良をもたらします。したがって、決まった時間に腹八分目の食事を摂り、夜食を控えるといいでしょう。そして何より、ゆったりとした雰囲気の中、楽しく食事をすることが一番です！

なお、こうした消化不良の諸症状には、ペパーミントティーが効果的です。スーパーに行けば、ティーバッグで売られていますから見てみて下さい。ペパーミントが苦手な方は、代わりにフェンネルやレモンバーム、カモミールなどを試してみるといいでしょう（75ページに挙げたハーブティーのブレンドも参照）。また、最も簡単かつ効果的な芳香療法といえば、ペパーミントオイル（または消化不良に効果のあるエッセンシャルオイル）を2、3滴ハンカチにたらし、2、3分おきに深く吸入することです。症状が治まるまで続けて下さい。予防療法としては、以下に挙げる蒸散用のブレンドがお薦めです。楽しい食事の時間を演出してくれるでしょう。もしレシピに記したエッセンシャルオイルが好みに合わなければ、134ページの「疾患別エッセンシャルオイル・クイックガイド」を参考に、代替オイルを見つけて下さい。

消化器系のためのアロマ療法

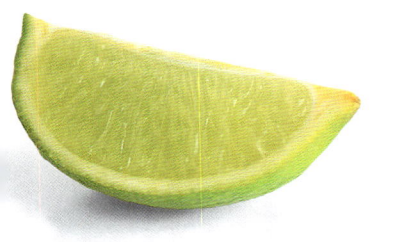

消化を促進してくれる
ライムオイルの蒸散剤

吐き気（乗物酔い）

吐き気の主な原因にはストレスや便秘、誤った食生活、過食、軽度の食中毒、消化不良、妊娠、乗物酔いなどがありますが、いずれも、新鮮な空気を吸うことで症状は緩和されます。ただし、原因不明の吐き気が続く場合は医師の診察を受けて下さい。

また、様々なハーブ療法やエッセンシャルオイルも、吐き気の緩和に効果があります——あくまでも、その香りや風味を心地よいと感じれば、ですが。そうでなければ、かえって嘔吐の原因にもなりかねません！　ちなみにハーブティーの中でも効果があり、スーパーにも並んでいるものといえば、レモンバーム、ペパーミント、カモミールです。また、ショウガの砂糖漬け（品揃えのいいスーパーや食料品店で入手可）に乗物酔いや妊娠時の諸症状を癒された人も多いのではないでしょうか。このショウガの成分を含んだ酔い止め用の錠剤もあり、こちらはヘルスストアで求めることができます。

もし庭があり、ハーブ（香草）の栽培が可能なら、アンジェリカを育ててみるといいでしょう。ピリッとした味のする葉には、吐き気を緩和する効果がありますから、摘んで噛むだけで症状は治まります。

一方アロマセラピーの場合、吐き気（乗物酔いも含めて）に最も効果のある療法は、ペパーミントオイル（または136ページに記した吐き気に効果のあるエッセンシャルオイル）を2、3滴ハンカチにたらし、2、3分おきに深く吸入することです。症状が治まるまで続けて下さい。

● 食欲増進！　蒸散ブレンド

レシピ1
カルダモン1滴
レモン3滴
ネロリ（またはプチグレン）2滴

レシピ2
レモン2滴
ライム1滴
ベルガモット4滴

レシピ3
ペパーミント1滴
ローズマリー1滴
クラリセージ1滴
レモン3滴

蒸散器の上皿に水を張り、エッセンシャルオイルを入れてロウソクに火をつけます。アロマライトを使用する場合は、添付の使用説明書に従って下さい。

ショウガは乗物酔いや妊娠に
伴う諸症状を緩和してくれます

歯肉炎

　歯肉が炎症を起こすと歯肉炎を発症し、歯磨き時に出血がみられるようになります。原因としては、口腔内の不衛生や糖分の高い食事、加工食品の多量摂取が挙げられるでしょう。治療せずに放置しておけば、歯槽膿漏といった重度の疾患に発展したり、歯が抜けたりすることもあります。やはり、歯と歯間の掃除を規則正しくかつ丁寧に行うことが肝心です。その際には必ず、自分の歯に合った固さの歯ブラシを使用して下さい（かかりつけの歯科医に相談してみるといいでしょう）。

　歯磨き粉も、天然の植物エキス（ミルラ、アロエベラ、フェンネル、アルニカ、カレンデュラなど）配合のものを使用することをお薦めします。歯科医院（できればホリスティックな歯科診療を行っているところ）にも、定期的に通いましょう。また、以下に挙げるマウスウォッシュは殺菌性が高く、歯肉を引き締める効果もあります。

◉ 歯肉の出血用マウスウォッシュ

カレンデュラチンキ小さじ1/2
ティートリー1滴
ぬるま湯カップ1

　カップにカレンデュラチンキを入れ、エッセンシャルオイルを加えてからぬるま湯を注ぎます。歯磨き後に、この液で数回口内を洗浄して下さい。

口内潰瘍

　頬の内側や唇、歯肉などに、潰瘍性の病変が単独または複数発症します。不注意で口内を噛んでしまったり、義歯の不具合からおこることもありますが、大半は体調不良、それもストレスや疾病、抗生物質療法からくる体調不良が原因です。万一、1ヶ月以上症状が続く場合は重度疾患——潰瘍性大腸炎や結腸疾患などの兆候かもしれませんから、医師の診察を受けて下さい。

　なお、日々の食事の際に栄養補助剤——良質のマルチビタミンやミネラル、ビタミンC（500mg×2錠）を服用するのも効果があります。一方で酢やレモン、ピクルス、マスタードや塩分の高いスナック菓子などは、病変に触れると痛みを引き起こしかねませんから、摂取を控えて下さい。痛みがひどく、食事が摂れない場合には、有機栽培の青果物を原料とする搾りたてのジュースを飲むといいでしょう。そして、以下の芳香療法も試してみて下さい。

◉ 口内潰瘍用療法

カレンデュラチンキ小さじ1/2
ミルラ1滴
ぬるま湯カップ1

　カップにカレンデュラチンキを入れ、エッセンシャルオイルを加えてからぬるま湯を注ぎます。この液で1日に3、4回口内を洗浄すれば、5日以内に症状は治まるでしょう。

カレンデュラチンキは歯肉を引き締めます

過敏性腸症候群（IBS）

　IBSの特徴は、継続性及び反復性の腹痛です。通常は軽い痛みですが、時に疝痛に見舞われることもあります。また鼓腸や腹部膨満をはじめ、便秘と下痢が交互に発症したり、倦怠感に襲われたりもします。食物アレルギーも関係しており、その場合は主として乳製品や小麦製品、肉類や糖分が原因として挙げられるでしょう。したがって、できれば栄養士に相談してみて下さい。あなたのアレルギー源を特定してくれるはずです。

　しかしIBSを誘発している根本の原因が、長期に渡るストレスであることは言を待ちません。そこでヨガや瞑想、太極拳などを行って、心と身体をストレスから解き放ってあげましょう。症状は確実に緩和されていきます（92ページ「心が疲れたとき」を参照）。それでも治癒しない方には、多くの治癒実績を誇る催眠療法をお薦めします。ただしこの療法は、必ず専門の療法士の指導に従って下さい。

　一方アロマセラピーには、ストレス軽減以外にも大きな効果があります。直接IBSを治癒することにはなりませんが、ペパーミントオイルのカプセルを服用することで、その高い鎮痙効果により、かなり症状を緩和させることができるのです。このペパーミントオイルのカプセルは、ヘルスストアで取り扱っています（服用の際はラベルの指示に従って下さい）。もし入手できない場合には、以下のハーブティーを試してみるといいでしょう。

IBSを癒すローズマリー

● IBS鎮痙用ハーブティー

レシピ1
熱湯300ml
ドライカモミール小さじ2
ドライローズマリー小さじ1
ドライセージ小さじ1

レシピ2
ドライペパーミント小さじ2
ドライレモンバーム小さじ1
ドライラベンダー小さじ1

レシピ3
ドライスペアミント小さじ2
ドライスイートマージョラム小さじ1
ドライセージ小さじ1

　ティーポットまたは耐熱性の水差しにハーブを入れ、熱湯を注ぎます。そのまま10～15分置き、十分に浸出させましょう。これを2時間おきにカップ1杯ずつ飲めば、腹痛や鼓腸といった症状が緩和されるはずです。

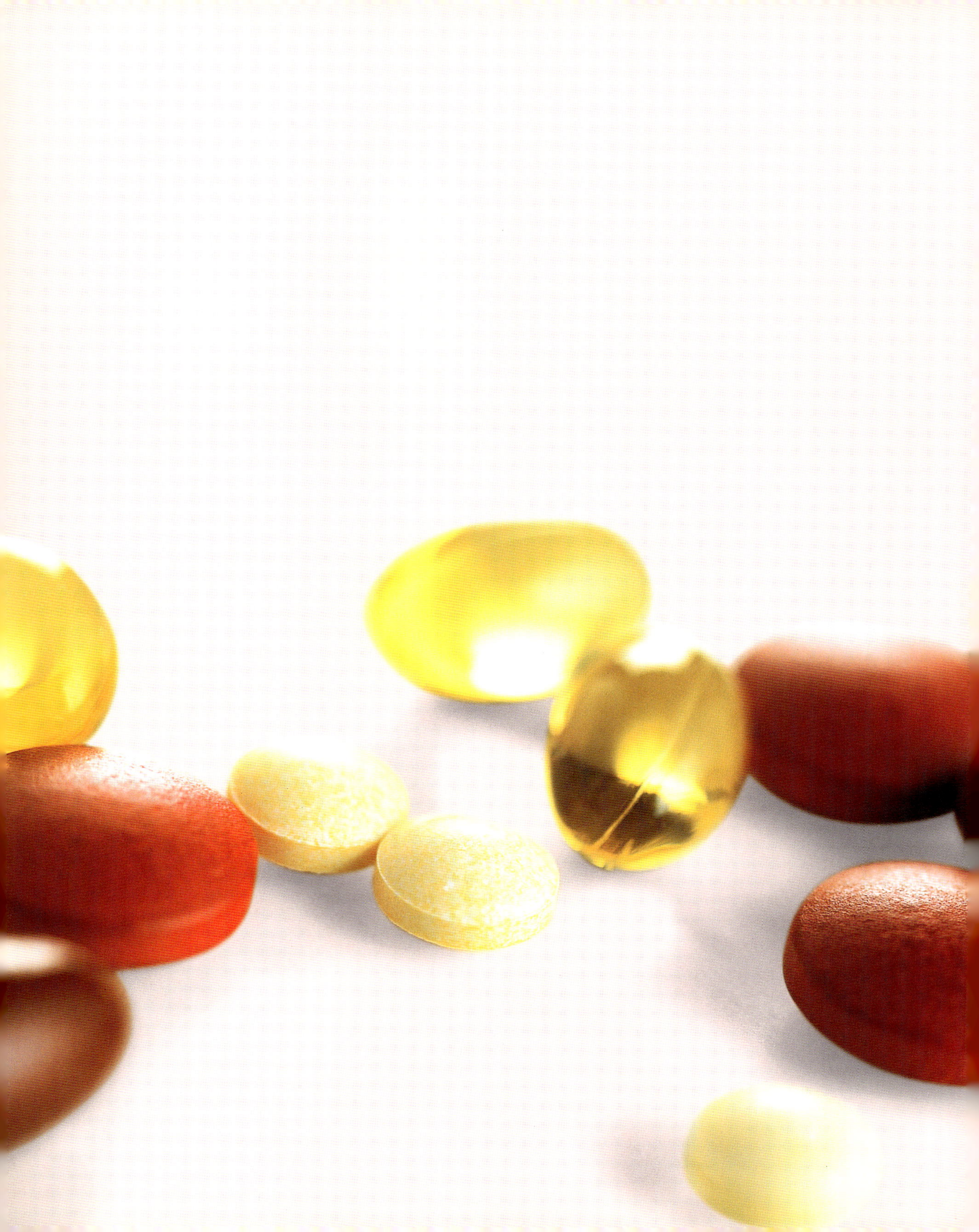

筋肉と関節のためのアロマ療法

　身体を形成し、維持しているのは骨格ですが、細部に至る動きを支えているのは筋肉です。その筋肉や関節がしなやかに動けばこそ、私たちは様々なストレスや試練にも果敢に立ち向かっていけるのです。

　たとえば多くの報告書が指摘しているように、腰痛に悩む方は、他の疾患の方よりも仕事の効率が悪くなっています。こうした腰痛の原因及び悪化要因としては様々なことが考えられますが、姿勢の悪さや長時間座ったままでいること、重いものを持つ際の態勢がなっていなかったり、慢性のストレスなども挙げられるでしょう。一方、背中への痛みといえば、まず思い浮かぶのがいわゆる椎間板ヘルニアです。椎間板は脊椎間に存在し、弾性のあるゼラチン状の組織を含んでいます。この椎間板が緩衝装置として機能しているおかげで、脊椎の摩耗もなく身体を動かせるのです。しかし、転落といった重度の衝撃を受けることで、椎間板の強靱な外皮が破損し、内部のゼラチン質が流出してしまうことがあります。するとこのゼラチン質が神経を圧迫し、周囲の筋肉の痙攣を引き起こすことで激痛が生じるのです。このような椎間板ヘルニアは、整骨療法医やカイロプラクティック医の治療を受けるのが一番ですが、回復期に入ってきたら、海塩入浴やアロマセラピーマッサージもお薦めです。不快感を軽減してくれるでしょう。

　ただ、こうした激しい動きやいわゆる損傷に伴う痛みを別にした場合、筋肉組織や骨格系にとっての大きな問題といえばやはり、関節炎とリウマチです。しかし一口に関節炎、リウマチといっても種類は多く、医師に認められているだけでも滑液包炎、痛風、変形性関節症、慢性関節リウマチなど種々あります。いずれも痛みを伴い、動きも規制されます。また炎症や腫れ、関節の石灰沈着や、関節の動きを滑らかにする滑液の消失といった症状を伴うこともあるのです。

　このような疾患に対して一般の医学では、人工股関節置換といった手術をはじめ、抗炎症薬や、時にコルチコステロイドを処方していますが、甚だしい副作用もあり、患者側に多大な負担がかかります。けれど多くの方の経験からもわかるように、自然療法──鍼、マッサージ、ハーブ療法、ホメオパシー、食餌療法など──でも、大幅に痛みを緩和し、機能を回復することは可能なのです。したがって、もしもあなたが筋肉組織や骨格系の疾患に苦しんでいるなら、専門家、それも健康問題にも造詣の深い専門家に相談してみるといいでしょう。あなたの症状に応じた療法を考えてくれるはずです。

関節炎及びリウマチ

アロマセラピーでは、痛みや炎症を緩和することはできても、根本の原因——誤った食生活、身体的、肉体的なストレスの蓄積、遺伝、あるいは様々な要因の組み合わせなど——の解消にまでは及びません。したがってアロマセラピー以外にも、ウォーキングや水泳といった適度な運動を心がけるといいでしょう。関節の動きが滑らかになっていくはずです。また、ストレスの軽減にも努めて下さい。瞑想したり、リラックスできる音楽やビデオを楽しむのもお薦めです。

食事面ではまず、あなたの症状を悪化させている食物を見つけ出すことが肝心です。それにはやはり栄養療法士に相談するのが一番でしょう。一般的にはトウモロコシ、小麦、赤身肉、牛乳が関節炎の悪化食材といわれています。逆に不快感を緩和してくれるのはチェリー類や脂の多い魚——サケ、サバ、マグロ、イワシなどです。いずれもオメガ3系の脂肪酸が豊富に含まれているため、関節の動きを柔軟にし、かつ維持する効果があります。薬局やヘルスストアに行けば、魚油の栄養補助剤も手に入ります(服用は指示に従って下さい)。菜食主義者の方には、イブニングプリムローズオイルの栄養補助剤をお薦めしましょう(1日に500mg×3錠)。痛みや炎症の緩和に効果があります。抗炎症性に富んだシモツケソウを用いたハーブ療法も試してみて下さい。

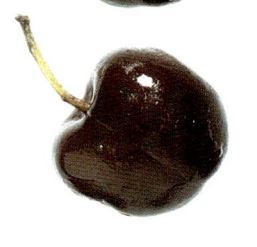

チェリーは関節炎に効果があります

芳香療法

最も効果的な療法は入浴、マッサージ、湿布です。ただし、確実に効果を上げるためにも、特定のエッセンシャルオイルやブレンドオイルに身体が馴染んでしまわないよう気をつけて下さい。そのためにも、以下に挙げる濃縮エッセンシャルオイルは交互に使用しましょう。まずレシピ1を1ヶ月使用したら、その後1週間は全てのオイルの使用をやめて身体を休ませます。次にレシピ2を用い、1ヶ月たったら再度1週間の休みを入れます。そして休み明け、再びレシピ1を用いて1ヶ月の治療を行う、というサイクルを繰り返して下さい。

レシピ1
関節炎痛及びリウマチ痛用濃縮エッセンシャルオイル

キャロットシード15滴
アトラスシダーウッド10滴
コリアンダー10滴
レモン10滴

小さな遮光瓶にエッセンシャルオイルを入れ、振り混ぜます。

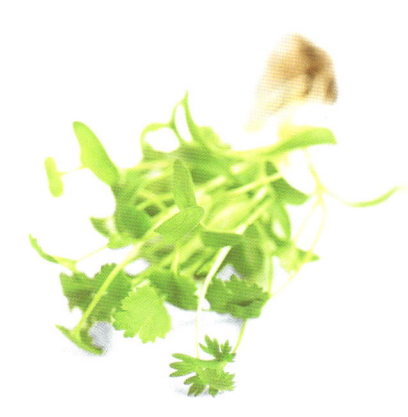

コリアンダーオイルは種子から抽出されます

レシピ2
関節炎痛及びリウマチ痛用濃縮エッセンシャルオイル

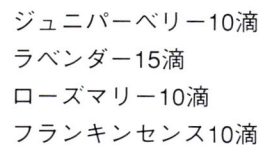

ジュニパーベリー10滴
ラベンダー15滴
ローズマリー10滴
フランキンセンス10滴

小さな遮光瓶にエッセンシャルオイルを入れ、振り混ぜます。

使用法

芳香塩浴（適温）：湯を汲んでいる浴槽に、死海のミネラル塩を200～300g入れます。湯が張れたら、濃縮液を8滴たらして湯をかき混ぜ、オイルを拡散させて下さい。この芳香風呂に毎日、あるいは少なくとも週に3回は浸かりましょう。

マッサージオイル：25mlのスイートアーモンドオイルに濃縮液を12滴加えて混ぜます。芳香塩浴後も含めて1日に2、3回、このオイルで患部をマッサージして下さい。

注意：炎症や腫れを伴う関節には決してマッサージを行わないで下さい。症状を悪化させ、不快感を募らせるだけです。代わりに冷湿布を行うといいでしょう。また、慢性関節リウマチなどは、炎症の発症、消失がみられます。そのような場合、炎症が消失している間に患部をマッサージして下さい。発症回数が徐々に減少していくはずです。

湿布（温、冷とも）：関節周辺に腫れまたは炎症がある場合（炎症をおこしていればたいてい皮膚が熱を持っています）は冷湿布を、鈍痛の場合には温湿布を行います。600mlの水（または湯）を入れた容器に、濃縮液を5滴加えます。そこに折りたたんだ清潔な綿布を浸し、搾ってから患部に当てて下さい。綿布が人肌程度にまで温まったら（温湿布の場合は冷めたら）、再度浸します。それを2回以上繰り返して下さい。症状が治まるまで、1日に2、3回行うといいでしょう。

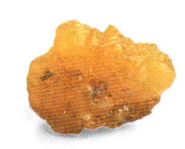

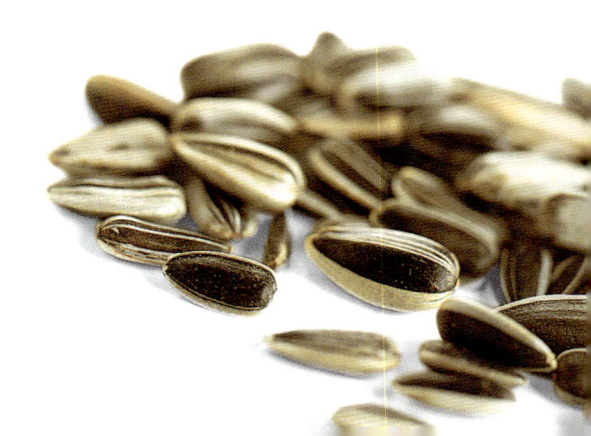

フランキンセンスを使ったブレンドオイルで関節炎痛を緩和しましょう

筋肉痛

　庭を掘り返したり激しいスポーツをしたりといった過度な運動による痛みは別にして、筋肉の痛みや硬直がいつまでも続く場合は、関節炎やリウマチの症状の一種、またはストレスに起因するものかもしれません。生傷であれば痛みは鋭く、焼けつくような感じがしますから、冷湿布を当てれば効果があるでしょう（水600mℓに対しジャーマンカモミールを5滴）。逆に、古傷や筋肉の緊張に起因する場合は鈍痛ですから、温浴やマッサージが効果的です。

◉ 酢を用いた筋肉痛用芳香入浴

　リンゴ酢は皮膚にも効果がありますが、実は古くから筋肉痛の緩和にも利用されてきました。このレシピでは、筋肉弛緩効果のあるエッセンシャルオイルを加えることで、リンゴ酢の持つ鎮痛効果を一段と高めています。

リンゴ酢大さじ6
ローズマリー2滴
ブラックペパー2滴
スイートマージョラム2滴
ラベンダー2滴

　湯が汲めてから、リンゴ酢とエッセンシャルオイルを加え、軽くかき混ぜてオイルを拡散させます。

◉ ヘラクレス・マッスルオイル

セントジョーンズワートオイル〈浸出油〉
　（またはバージンオリーブオイル）15mℓ
サンフラワーシードオイル20mℓ
スイートマージョラム6滴
コリアンダー3滴

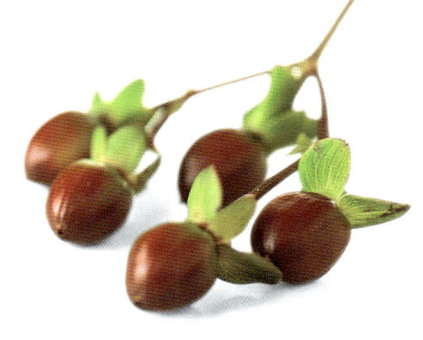

ハイペリカムベリー

クラリセージ3滴
グレープフルーツ4滴

　遮光瓶にセントジョーンズワート及びサンフラワーシードオイルを入れ、エッセンシャルオイルを加えて振り混ぜます。芳香入浴の直後も含め、1日に2、3回筋肉をマッサージして下さい。

◉ サンプソン・マッスルオイル

バージンオリーブオイル25mℓ
ジャーマンカモミール4滴
ローズマリー4滴
レモン3滴

　遮光瓶にオリーブオイルを入れ、エッセンシャルオイルを加えて振り混ぜます。芳香入浴の直後も含め、1日に2、3回筋肉をマッサージして下さい。

筋肉と関節の応急処置

捻挫

関節周辺の靱帯と組織に無理に圧力がかかるなどしてねじれた状態を捻挫といい、手首や足首によく見られます。患部周囲に圧痛があり、腫れや痣ができることもあります。エッセンシャルオイルによる治療を終えたら、患部を頭よりも高くして、余分な体液の貯留を防いで下さい（クッションや枕で患部を支えておくといいでしょう）。治療は必ず冷水または氷水を用いた冷湿布から始めます。まず痛みと腫れを抑え、それからクーリングジェルを塗って、傷ついた組織の回復を図っていきましょう。

● 冷湿布

冷水600mℓ（できれば氷水）
ジャーマンカモミール
　（またはラベンダー）4滴

湿布用にエッセンシャルオイルを加えた冷水

容器に水を入れ、エッセンシャルオイルを加えて軽く混ぜ、オイルを拡散させます。そこに折りたたんだ清潔な綿布を浸し、搾ってから患部に当てて下さい。布が人肌程度に温まってきたら再度浸します。必要に応じて氷を足しながら2、3回繰り返しましょう。

● 捻挫用クーリングジェル

アロエベラジェル25mℓ
ペパーミント1滴
ラベンダー2滴

ガラスの小瓶にアロエベラジェルを入れ、エッセンシャルオイルを加えて混ぜます。1日に2、3回患部に塗って下さい。

筋違い

筋違いは、1箇所または数箇所の筋肉の伸ばし過ぎ、また時には、暴力や急激な動きが原因の筋肉のねじれ——ウェイトリフティングで背中の筋を違えるなど——からおこります。冷湿布で痛みと腫れを抑えたら、後はゆっくり休むのが何よりです。腕や足の筋を違えた場合には、患部を頭よりも高くして（クッションや枕で支えておくといいでしょう）、余分な体液の貯留を防いで下さい。

● 冷湿布

冷水またはぬるま湯600mℓ
ローズマリー2滴
ラベンダー2滴

容器に水を入れ、エッセンシャルオイルを加えて軽く混ぜ、オイルを拡散させます。そこに折りたたんだ清潔な綿布を浸し、搾ってから患部に当てて下さい。布が人肌程度に温まってきたら再度浸します。2、3回繰り返しましょう。

◉ 芳香塩浴

（冷湿布療法の後）腫れが引いてきたら、芳香入浴で筋肉のこわばりをほぐし、傷ついた組織の回復を促しましょう。

死海のミネラル塩200g
ローズマリー5滴
ゼラニウム2滴
ヘリクリサム（またはジンジャー）1滴

湯を汲んでいる浴槽に死海のミネラル塩を入れます。湯が張れたらエッセンシャルオイルを加えて湯をかき混ぜ、オイルを拡散させて下さい。1日1回、1週間浸かりましょう。

こむら返り

足やふくらはぎの筋肉を酷使すると、突然筋肉が痙攣をおこし、激痛に見舞われることがあります。痛みを軽減させるにはまず、痙攣した筋肉を伸ばすことです。通常は、普通に歩くだけでも十分に痛みを緩和できますが、それでも痛みが取れない場合は、患部を伸ばしたりマッサージして下さい。

足がこむら返りを起こした時には、一方の手でかかとを押さえ、もう一方の手で爪先をつかんで静かに手前に曲げます。それから、足の裏に掌の付け根または親指を当てて押して下さい。

ふくらはぎがこむら返りを起こした場合は、爪先を手前に曲げて（患部に引っ張られるような痛みが走りますが）、足の裏を伸ばしましょう。それから、ふくらはぎの筋肉をしっかり揉み解していきます。足首から膝へ、そして今度は膝から足首へと揉んでいきましょう。

また、腿の裏側にある膝腱のこむら返りを除去するには、仰向けに寝て、こむら返りをしている足を上げ、膝をまっすぐに伸ばします。爪先は頸骨の方に曲げましょう。その後、太股の裏側から臀部に向けてさすって下さい。

通常、こむら返りの緩和にオイルは使用しません。ですが、前述した処置を講じても痛みが再発するような場合には、以下に挙げるマッサージ用のブレンドを試してみて下さい。

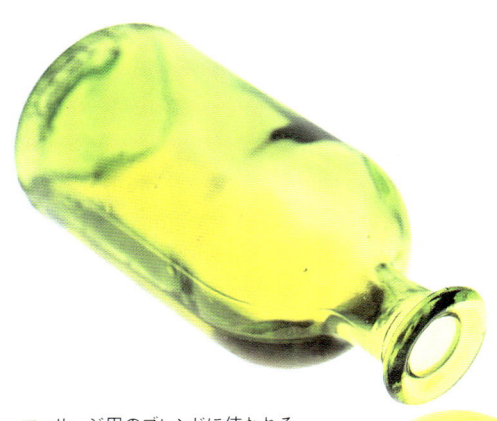

マッサージ用のブレンドに使われる
バージンオリーブオイル

筋肉と関節のためのアロマ療法

レシピ4
スイートアーモンドオイル25mℓ
ベチバー2滴
ラベンダー4滴
グレープフルーツ2滴
コリアンダー2滴

　遮光瓶にベジタブル（ベース）オイルを入れ、エッセンシャルオイルを加えて振り混ぜます。なお、もっと少量——応急処置1回分だけあればいいという場合には、各オイルの半量を小皿に入れて混ぜ、使用するといいでしょう。

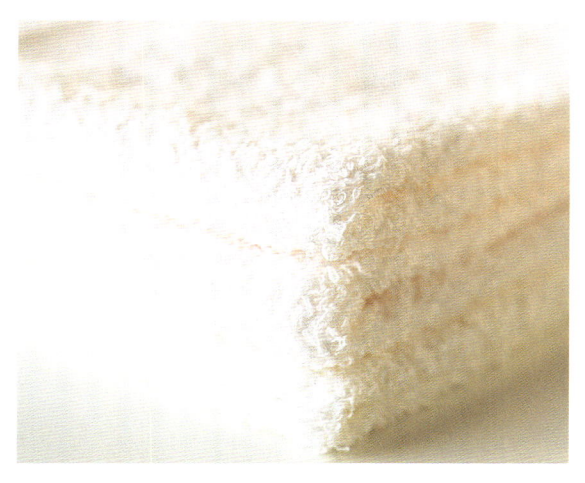

タオルやクッション、枕などで、こむら返りした手足を支えましょう

● こむら返り用マッサージオイル

レシピ1
バージンオリーブオイル25mℓ
ローマンカモミール3滴
ラベンダー5滴
スイートマージョラム3滴

レシピ2
スイートアーモンドオイル25mℓ
サイプレス4滴
ブラックペパー2滴
ローズマリー4滴

レシピ3
セントジョーンズワートオイル（浸出油）25mℓ
ローズマリー2滴
ラベンダー2滴
ジャーマンカモミール1滴

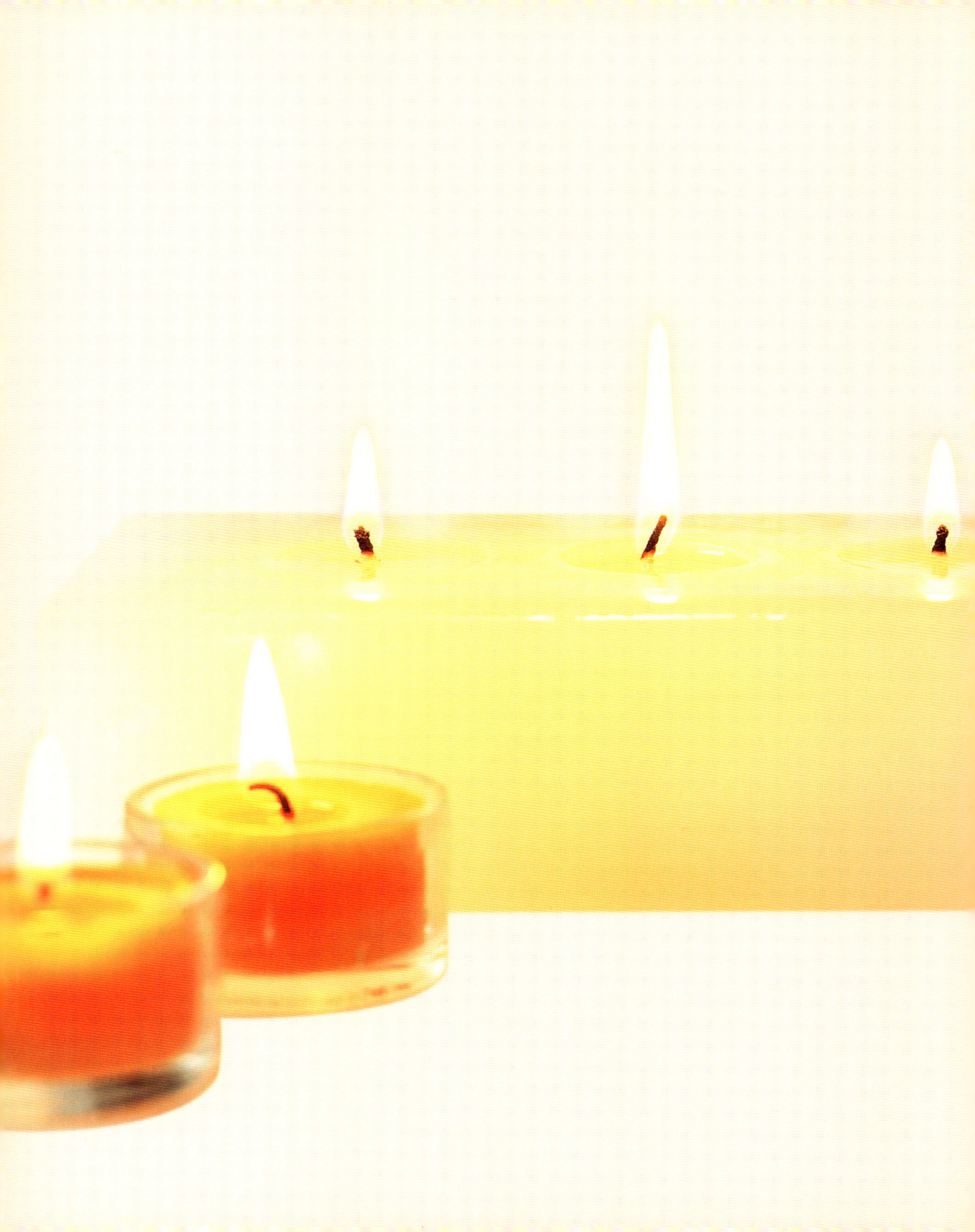

婦人病のためのアロマ療法

アロマセラピーは、婦人病に特に効果を発揮します。精神高揚やストレス軽減といった効果（92ページ「心が疲れたとき」を参照）はもとより、エッセンシャルオイルの有する薬効が、女性の生殖器官に殊の外よく効くのです。実際、生薬学者（植物に含まれる化学成分を研究）や薬理学者（人間の生理的作用に影響を与える物質の研究）も認めているように、月経周期の正常化や、更年期特有の諸症状——のぼせや躁うつなど——の緩和に効く植物は多数あります。そうした植物——ホップやフェンネル、セージといった植物には、植物性エストロゲンというエストロゲンに似た物質が含まれているのです。そしてその植物から抽出されるエッセンシャルオイルにも、ホルモン類似成分が含まれていると考えられています。

このような植物性エストロゲンはある種の食物にも含まれており、それらもまた婦人病の治療に有効です（男性には栄養面での効果があります）。合成エストロゲンの場合には、慎重に投与しないと、その化学成分ゆえに副作用を引き起こしかねませんが、食物や香草に含まれている植物エストロゲンは人間の身体との相性も良く、女性の生殖器官を脅かす諸々の外因をも予防してくれるのです。

ちなみに、ヘルシンキ大学の栄養化学の学者ハーマン・アドラークロイツをはじめ多くの人が、特に有効な予防食材として挙げているのが豆腐、味噌、ライ麦パン、緑レンズ豆、ザクロ、サヤインゲンです。また他にも、ホルモン分泌効果を有する食材があります。カイワレ、穀草（特にアルファルファ）、セロリ、パパイヤ、バナナ、イチジク、ナツメヤシ、リンゴ、ブドウ、チェリー、柑橘系フルーツ、アニス、アボカド、甘草、海草食品、ニンニク、ビートの根、ジャガイモ、ナス、パセリなど……。

したがって、もしあなたが更年期や月経前緊張症候群（**PMS**）、月経困難症などに悩んでいるなら、まず食生活を見直してみて下さい。その上でアロマセラピーも併用すれば、つらい諸症状も緩和していけるはずです。

注意：本章でも様々な芳香療法のレシピを挙げていきますが、中にはレシピの香りが合わない方もいるでしょう。その場合は必要に応じてレシピを変え、好みの香りをブレンドして下さい。香りが合わないと心が落ち着かず、当然ホルモンバランスも乱れます。なお、症状に応じたオイルの選択には、134ページの「疾患別エッセンシャルオイル・クイックガイド」を参照して下さい。

バナナはホルモンバランスを整えてくれます

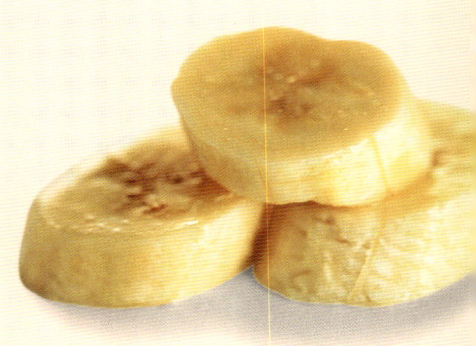

無月経（月経不順）

月経の周期が一定しない、少量である、または途中で終わってしまうといった症状には、多くの原因が考えられます。ストレス、急激な体重の減少、拒食症、過度な運動、甲状腺疾患、貧血、そしてもちろん妊娠、授乳中などです。年配の女性の場合には、閉経の前兆とも考えられますが、突然月経が止まってしまい、しかも原因不明の時には、重度疾患の可能性もありますから、医師の診察を受けて下さい。

運動に関してですが、健康同様やり過ぎは禁物です。長期に渡って激しい運動を続けていると、ホルモンバランスが乱れてくる場合があります。エストロゲンが減少し、月経が止まってしまいかねないのです。また、体脂肪が急激に減少することで、若い女性が更年期の女性と同様の症状に噴まれることもあります。過度な運動や無理なダイエットはくれぐれも慎んで下さい。

一方ストレスが蓄積している方には、ヨガや太極拳といった、リラクゼーション効果の高い運動をお薦めします。また、月経不順の治療に古くから用いられてきたセージティー（ヘルスストアで購入可）を飲むのもいいでしょう。あるいはアロマテラピストによるマッサージ療法。たとえば全身マッサージを週に1度、1ヶ月間行えば、全身のバランスがよくなり、規則正しい月経が戻ってくるはずです。もちろん、家庭で行う芳香療法も効果があります。ただし、適切なエッセンシャルオイルを用いて定期的な治療を6～8週間続けても症状の改善がみられない場合には、健康問題に携わる専門家に相談してみて下さい。

◊ 濃縮エッセンシャルオイル（月経促進用）

バージニアンシダーウッド15滴
コリアンダー6滴
クラリセージ10滴
ローズオットー12滴

遮光瓶にエッセンシャルオイルを入れ、振り混ぜます。この濃縮液を以下の用法に応じて使用していきます。その際には、ピペットまたは点眼器（薬局で購入可）で正確に計量して下さい。

使用法

入浴：入浴の際6滴たらします。毎日行うことをお薦めします。マッサージや乾燥吸入と併用する場合でも、少なくとも週に3回は濃縮液を加えて入浴して下さい。

マッサージ：スイートアーモンドオイル25mlに濃縮液を10滴加えます。日々の入浴やシャワーの直後に、少量用いて腹部を優しくマッサージして下さい。

乾燥吸入：濃縮液（または無月経に効果のあるエッセンシャルオイル1種）を数滴ハンカチにしみ込ませておき、時々香りをかぎます。芳香入浴やマッサージと併用することで一段と効果が得られるでしょう。

ゴム製のスポイトは希釈オイルに限り使用可

月経困難症（月経痛）

月経痛は若い方に多く見られますが、通常は25歳以降次第に痛みが引いてきます。したがって痛みが続く、または痛みが激しい場合、婦人科系の重度疾患の兆候かもしれませんから、必ず医師の診察を受けて下さい。その後、ハーブ療法士やホメオパシーの専門医の治療を受けるといいでしょう。家庭で治療するのであれば、ラズベリーリーフティー（ヘルスストアで購入可）や、以下に挙げるハーブティーがお薦めです。また、芳香療法も多いに役に立つでしょう。

● 月経痛用濃縮エッセンシャルオイル

ローズマリー10滴
ラベンダー15滴
スイートマージョラム15滴

遮光瓶にエッセンシャルオイルを入れ、振り混ぜます。この濃縮液を以下の用法に応じて使用していきます。その際には、ピペットまたは点眼器（薬局で購入可）で正確に計量して下さい。

使用法

入浴：入浴の際8滴たらします。

マッサージ：スイートアーモンドオイル25mℓに濃縮液を10滴加えます。入浴やシャワーの直後に、少量用いて腹部を優しくマッサージして下さい。その後、下に向って指先で軽く腹部を叩いていきます。約5分間行えば、痛みと鬱血を緩和できるでしょう。なお、なるべく友人やパートナーに軽く叩いてもらうことをお薦めします。それによってあなたが仰向けに寝ることができ、軽く膝を曲げて（クッションなどで支えて下さい）リラックスしていれば、腰部の痛みも軽減可能だからです。

温湿布：人によってはこの方法が最も効果があるようです。容器に適温の湯を約1リットル入れ、濃縮液を5滴加えて軽く混ぜ、オイルを拡散させます。そこにハンドタオルを浸し、搾ってから腹部に当てて下さい。乾燥したタオルを折りたたんだもの（またはラップ）で湿布を覆い、熱が逃げないようにしましょう。湿布が人肌程度に冷めてくるまで続けます。必要に応じて再度繰り返して下さい。

● 月経痛用メリッサハーブティー

（いずれもフレッシュハーブを使用）
レモンバーム15g
ラベンダー10g
スイートマージョラム15g
熱湯600mℓ

ティーポットにハーブを入れ、熱湯を注いで15分おき、十分に浸出させます。ホットでもアイスでも楽しめますし、お好みでハチミツを少量加えても構いません。1日に3回、カップに1杯ずつ飲んで下さい。

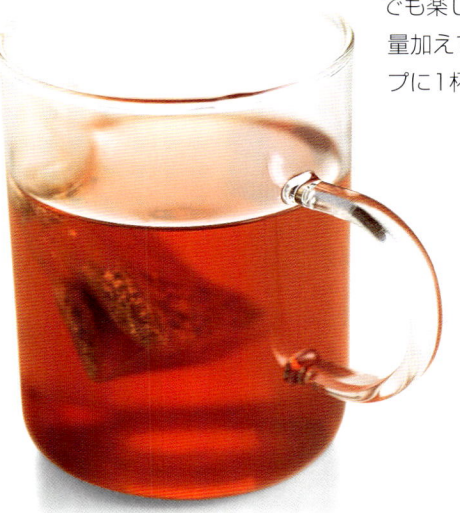

ラズベリーリーフティーは月経痛に効果があります

月経過多

　月経過多は閉経間近の女性によく見られますが、それ以外にもホルモンの失調や子宮内膜症、骨盤内の感染症、子宮筋腫など様々な要因が潜んでいる場合もあります。原因不明の重い出血がみられるようであれば、かかりつけの医師に相談することをお薦めします。

　家庭で治療する時には、月経予定日の前1週間、1日に3回、カップ1杯のセージティー（ヘルスストアで購入可）を飲むといいでしょう。

● 月経過多用濃縮エッセンシャルオイル

フランキンセンス15滴
サイプレス10滴
ゼラニウム8滴
レモン12滴

　遮光瓶にエッセンシャルオイルを入れ、振り混ぜます。この濃縮液を以下の用法に応じて使用していきます。その際には、ピペットまたは点眼器（薬局で購入可）で正確に計量して下さい。

使用法

入浴：日々の入浴の際、濃縮液を8滴たらします。月経予定日の1週間〜10日前から始めて下さい。

マッサージ：スイートアーモンドオイル25mlに濃縮液を10滴加えます。入浴やシャワーの直後に、少量用いて腹部と背中低部をマッサージします。月経予定日の1週間〜10日前から始めて下さい。

つわり

　つわりは妊娠初期によくみられます。通常は、朝起きてすぐに吐き気を催しますが、時には他の時間帯にも催す場合があります。主な原因は、ホルモンバランスの変化と血糖値の低下です。

　このような場合は、粗食を心がけて下さい。食材は、なるべくそのまま食べるようにします。米なら炊いただけ、野菜なら蒸すか炒めたもの、魚も蒸すか茹でたものといった具合に。なお、効果的な食材としてはショウガが挙げられます。そこで、朝目覚めたらすぐに、何もつけないジンジャービスケットを食べ、日中はジンジャーティーを飲むことをお薦めします。ジンジャーティーは、カップ1杯の湯にジンジャーパウダー小さじ1/4を溶かしたものです。お好みでハチミツを加えても構いません。マルチビタミンとミネラルを含んだ、妊婦用の栄養補助剤を服用してもいいでしょう。

　また、吐き気に効果のあるエッセンシャルオイルは多数ありますが、使用する際には必ず好みの香りを選択して下さい。さもないと嘔吐しかねません！　ちなみに使用可能なオイルはラベンダー、ジンジャー、ペパーミント、ローズオットー、カルダモン、コリアンダー、ローマンカモミールです。ハンカチに数滴しみ込ませておき、吐き気を催した時に吸入します。

注意：前述したオイルの中には、妊娠時の使用に適さないオイルに挙げられているものもありますが（110ページ参照）、乾燥吸入として使用する分には全く問題はありません。妊婦に適さないといわれているのは、一般に皮膚への使用及び内服を指しています。

朝の吐き気に効くジンジャービスケット

PMS（月経前症候群）

　PMSは、月経の2日～2週間前であればいつでも発症します。かつてはPMT（月経前緊張症）と称されていましたが、緊張は数ある症状のひとつに過ぎませんから、やはり「症候群」と称する方が適切でしょう。ちなみにその他の症状としては体液貯留、乳房の圧痛、頭痛、吐き気、不安、うつ、神経過敏、睡眠障害、食欲増進などが挙げられます。幸い、これら全ての症状に苦しむ方はほとんどいませんが、月経前になれば、いずれかの症状が必ず、程度の差こそあれ全ての方に見られるのです。

　PMSに対しては、（本章のはじめにも述べたように）食生活への注意はもちろんのこと、ストレスの軽減も必要でしょう。そこで、ヨガや太極拳といったリラクゼーション効果のある運動をお薦めします（93ページを参照）。ハーブ療法の場合は、セイヨウニンジンボクかチェストツリーベリーに特に効果があります。あるいはイブニングプリムローズオイル（1日に500mg×2を服用）もいいでしょう。これは特に乳房の圧痛に効きます。いずれも、ほとんどの薬局やヘルスストアに置いてあります。さらに、以下の芳香療法も併用してみて下さい。

◈ PMS用濃縮エッセンシャルオイル

　ここで使用するエッセンシャルオイルは、ストレスや不安の軽減はもとより、PMSの主だった症状——頭痛、不眠、体液貯留などにもよく効きます。

ローマンカモミール8滴
ラベンダー12滴
クラリセージ8滴
ジュニパーベリー8滴
マンダリン12滴

　遮光瓶にエッセンシャルオイルを入れ、振り混ぜます。この濃縮液を以下の用法に応じて使用していきます。その際には、ピペットまたは点眼器（薬局で購入可）で正確に計量して下さい。

使用法

入浴：日々の入浴の際、濃縮液を6滴たらします。月経予定日の1週間～10日前から始めて下さい。

マッサージ：スイートアーモンドオイル50mlに濃縮液を15～20滴加えます。入浴やシャワーの直後に全身をマッサージします。月経予定日の1週間～10日前から始めて下さい。

乾燥吸入：精神的に不安定になった時には、いつでも行えるこの方法を試してみて下さい。ハンカチに濃縮液を数滴しみ込ませておき、時折香りをかぎましょう。濃縮液の代わりにエッセンシャルオイル1種——リラックス及び精神高揚効果のあるもの——を使用しても構いません。お薦めのオイルはローズオットー、ベルガモット、ラベンダー、イランイラン、ネロリなどです。また眠れない時は、ラベンダーやローマンカモミール、クラリセージ、サンダルウッドなどがいいでしょう。いずれかのオイルを数滴木綿のハンカチにしみ込ませてから、枕の下に忍ばせておいて下さい。

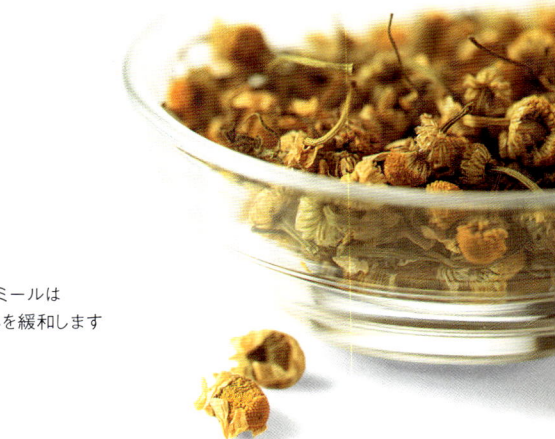

カモミールは
PMSを緩和します

更年期障害

　更年期障害は閉経の前兆であり、通常は45〜55歳くらいの方に見られます。ほとんど自覚症状もないままに過ぎてしまう方もいれば、のぼせや寝汗、膣の乾燥や情緒不安定に悩む方もいます。中には鈍痛や疼痛、神経過敏、うつ、動悸、性欲減退、頭痛、倦怠感に苦しむ方もいるのです。

　このような場合ホルモン補充療法が考えられますが、副作用も懸念されるため、まず（本章の初めでも述べたように）食生活を見直していくといいでしょう。さらに、毎日イブニングプリムローズオイルの栄養補助剤（500mg×4錠）も服用すれば、ホルモンバランスを保っていくこともできます。その上で、1日30分のウォーキングといった適度な運動も組みあわせて下さい。こうした運動は骨を強化しますから、高齢者に見られる骨粗鬆症の予防にもなります。

　また、のぼせや寝汗に苦しんでいる方に最も効果のあるハーブ療法といえばセージティーです（ヘルスストアで購入可）。指示に従って淹れたら、毎就寝時にカップ1杯、さらに日中にも1杯飲んで下さい。ただしセージには乾燥効果があるため、膣の乾燥が見られる方は、代わりにチェストツリーベリーを飲むといいでしょう。

　一方アロマセラピーは、ストレス軽減や精神安定（93ページ参照）の一助として活用して下さい。なおクラリセージは、特にのぼせや寝汗の緩和に効果があります。

酢を用いた就寝前の芳香入浴

寝汗を防ぐとともに、深い眠りにもつけます。

リンゴ酢大さじ6
クラリセージ5滴
ラベンダー2滴

　リンゴ酢とエッセンシャルオイルを混ぜ、湯に入れます。湯は熱すぎないように気をつけて下さい。暑い日などはぬるめの芳香入浴がお薦めです。少なくとも15分はゆっくりと浸かりましょう。その後クーリングボディジェルを使っても構いません。

のぼせ用クーリングボディジェル

アロエベラジェル50mℓ
クラリセージ3滴
ラベンダー3滴
ペパーミント1滴

　ガラス瓶にアロエベラジェルを入れ、エッセンシャルオイルを加えて混ぜます。のぼせ予防のため、朝の入浴またはシャワー後に皮膚に塗って下さい。

女性用クールフェイシャルミスト

　顔や首ののぼせを冷ます最も簡単な方法です。化粧用の清潔なスプレーボトルにアロエベラジェルを入れ、同量の蒸留水を加えて伸ばします。よく振って出来上がりです。必要に応じて皮膚にスプレーします。2週間たったら新しく作り替えて下さい。

フェイシャルミストがのぼせを冷ましてくれます

乳首の痛みまたは裂創

これは、授乳を始めて数週間の母親——乳首を吸われることにまだ慣れておらず、乳首が「硬化」する前の母親によく見られます。痛みが治るまでは、乳首カバーを当てておくといいでしょう（薬局で購入可）。これで、赤ちゃんに吸われても痛みを感じないはずです。また、以下の療法を行えば治癒も促進されます。

注意：授乳前には必ずオイルや軟膏をきれいに落として下さい。

◆ 乳首用ハイパーカルオイル

カレンデュラオイル（浸出油）20ml
セントジョーンズワートオイル（浸出油）20ml

遮光瓶にオイルを入れ、振り混ぜます。授乳が終わるたびに乳首に塗って下さい。

◆ 乳首用ハイパーカルクリーム

無香料スキンクリーム25g
（薬局で購入可）
カレンデュラチンキ小さじ1
セントジョーンズワートチンキ小さじ1

ガラスの小瓶にスキンクリームを入れ、チンキを加えて混ぜます。授乳が終わるたびに乳首に塗って下さい。

スキンクリームは
乳首の痛みを鎮めてくれます

母乳

多くの母親が、母乳の量や質について延々と心を痛めていますが、ほとんどの場合そうした心配は無用なのです。あなたが自然食品中心の食事やミネラルウォーターの十分な摂取を心がけ、ストレスも溜め込まず、持病もなく、代わりに新鮮な空気と十分な休養が確保でき、適度な運動も行っているなら、何も気に病むことはありません。ただし、赤ちゃんがぐずってばかりいたり元気がなかったり、きちんとした体重の増加が見られない場合には、何らかの原因があると思われます。かかりつけの産婦人科医または助産婦に相談してみて下さい。

なおここでは、数種類のハーブをブレンドしたハーブティーのレシピを紹介しておきます。母乳の出をよくするため、昔から授乳期の母親に愛飲されてきたハーブティーです。

◆ シード（種子）を用いた授乳期の母親用ハーブティー

フェンネルシード小さじ1と1/2
キャラウェイシード小さじ1/2
フェニュグリークシード小さじ1/2
水1リットル

ステンレス製の鍋にシード類を入れ、水を加えて火にかけます。沸騰したら火を止め、そのまま冷ましながら15分間浸出させて下さい。1日に3回、カップ1杯ずつ飲みましょう。ホットでもアイスでも構いません。

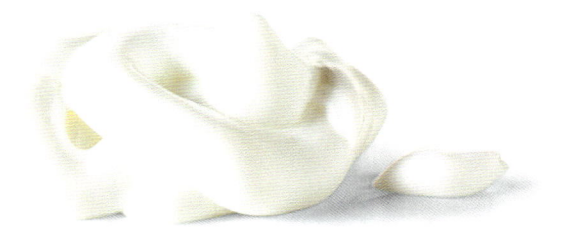

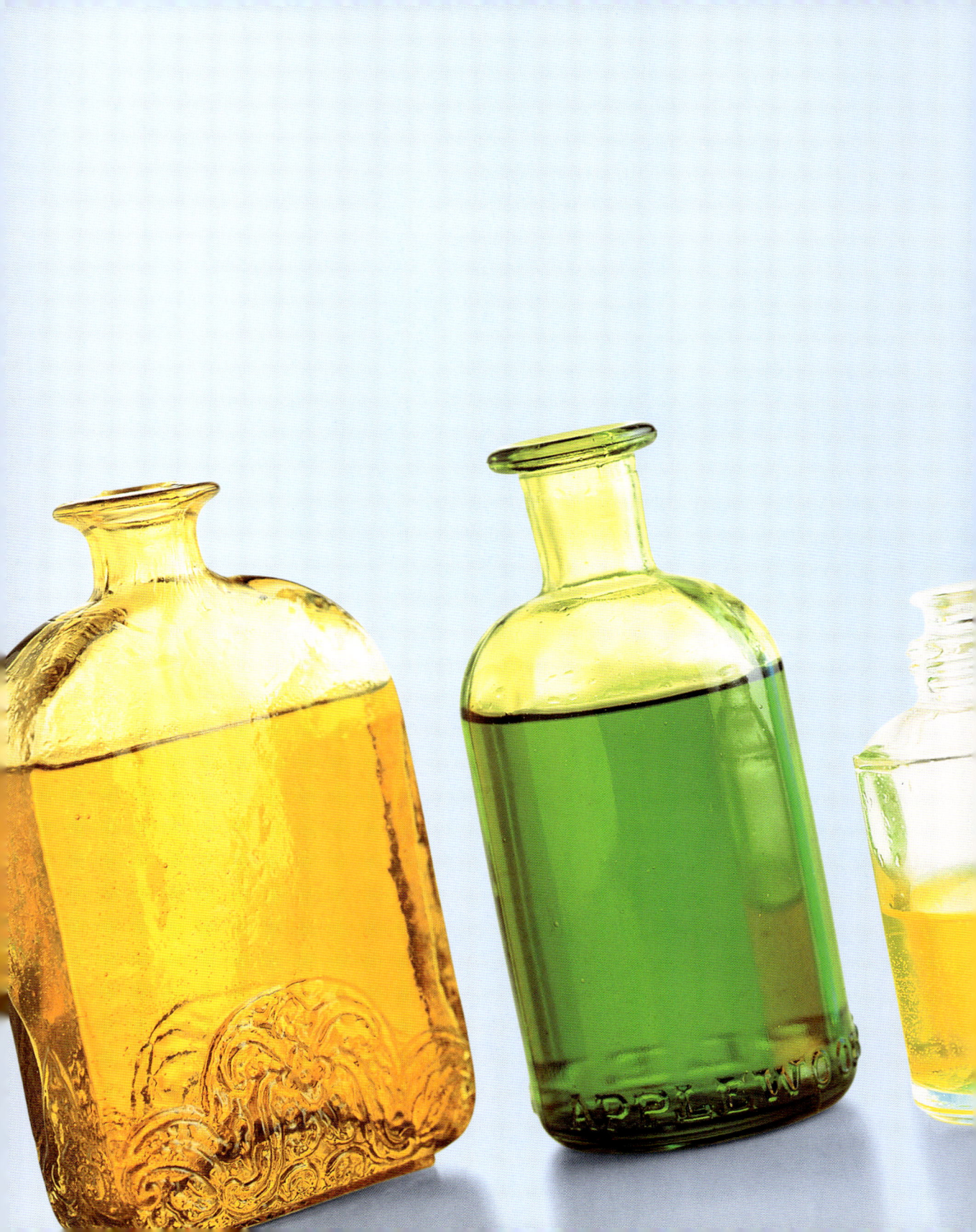

心が疲れたとき

アロマセラピーは他の自然療法同様、心身ともに健康であることを目指すものです。だからこそ天然のエッセンシャルオイルを利用しているのであり、正しい栄養摂取を心がけ、新鮮な空気を吸い、穏やかな日光を浴びながら適度な運動をし、十分な睡眠や休養を取り、気晴らしをすることを重視しているのです。けれど何より大事なのは、心の声に耳を傾けていくこと……。

この「心」は、目に見えない漠としたものですが、ここでは主として知性、感情、そして精神の面から考えていきたいと思います。知性には、思考力、知識、信念、世界観——家族や学校、文化によって大きく左右されてきます——などが含まれます。一方感情は、全ての行動の底流を成すものであり、日々の暮らしに豊かな彩りを与えてくれるものです。そして精神は、人間ならではの目的意識や存在意義と深く関係しています。この目的がなければ、気力も湧かず感動することもなく、人生は殺伐とした無意味なものとなってしまうでしょう。

そして私たち人間は皆、たとえ信仰によらずとも、何らかの形でこの精神という心を日々育んでいるのです。それは、音楽や絵画といったささやかな楽しみを通してかもしれません。あるいはもっと積極的に動物や自然への愛情、仕事や家族、人間関係などへの働きかけから、ということもあるでしょう。もちろん、人道主義の追及や環境保護活動からの場合もありえます。

また、たとえ肉体が病魔に冒され、治癒の希望が断たれてしまった時でさえ、精神的には病魔を克服することも可能なのです。そしてこの精神の力に主眼を置いた医療を行っているのがホスピス——アロマセラピストをはじめ多くの自然療法医も働いているホスピスといえます。ここでは、患者が心安らかに旅立っていけるよう努めています。患者が、自分の人生には確かに意味があり、目的があったと確信できるよう、心を砕いているのです。不安も苦しみもない穏やかな旅立ち。これこそまさに究極の治療といえるのではないでしょうか。

ストレスが心身に及ぼす影響

1970年代以降、精神神経免疫学（PNI）の世界では様々な研究がなされ、心の状態が直接、肉体的な健康に影響を及ぼすということが立証されました。自然療法医たちが以前から唱えていたことが、科学的に証明されたわけです。つまり、精神的な疲労が免疫力の低下を招き、それが諸々の症状となって肉体に現れるということです。もちろん症状の現れ方は個々の体質によって異なります。たとえば血圧の上昇、アレルギーや皮疹の発症をはじめ、感染症にかかりやすくなるなど。さらなる重症も考えられるでしょう。現在患っている疾患を悪化させる場合もあります。

だからといって、ストレスが諸悪の根源という発想は間違っています。ヒツジと異なり、私たち人間には適度な刺激が必要だからです。刺激があるからこそやる気もでます。そしてそのやる気を継続させていくこともできるのです。さらには、様々な感覚を鍛え、環境に順応していくにも刺激は欠かせません。この「人生のスパイス」がなければ、ひたすら無気力になっていくだけです。それがストレスというマイナス要因に転じてしまうのは、どのような人生であれ、そこに生じる様々な問題を自分の意のままにできないという苛立ちゆえなのです。ただ、こうしたストレスと刺激との境界は人によって異なります。したがって、自分は何をもって適度な刺激というのかを見極めていく必要があるでしょう。もちろん休養も不可欠です。適度な刺激と休養。それがあれば楽しく充実した人生を送れます。そしてそれこそが、心と身体の健康を保っていく秘訣なのです。

アロマセラピーの役割

アロマセラピーは、ストレス軽減と精神高揚に最も効果のある療法のひとつです。家庭での療法はもちろんのこと、時にはアロマセラピストによるマッサージも受けてみるといいでしょう。アロマセラピーの利点は、天然のエッセンシャルオイルの持つ薬効はもとより、香りの力で心をも癒せることにあります。精神高揚に優れた香りをブレンドするだけで、創造性が刺激されるのです。その上、心地よい環境の中、穏やかな音楽が流れてくれば、視覚も聴覚も冴えてきます。そして、プロによる丁寧なマッサージです。身体の隅々まで活性化されるでしょう。

本章ではこれから、ストレスによる諸疾患の療法を取り上げていきますが、こうした療法とともに、ヨガや太極拳、瞑想や、型にとらわれないダンスなどにも取り組んでみて下さい。もちろんより簡単にリラクゼーションテープに耳を傾けるだけでも構いません。肝心なのは、心と身体をリラックスさせ、疲労回復を図ることなのですから。

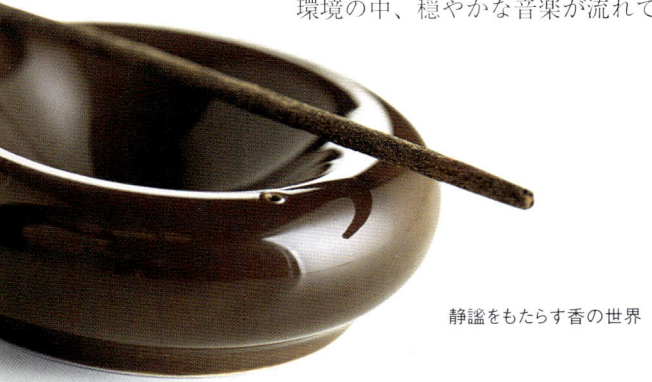

好みの香り

アロマセラピーで心を癒していく場合、通常よりも香りの好悪が重要になってきます。本章に記すレシピはいずれも、その香りを心地よいと感じれば、大きな効果を得られるでしょう。ですが苦手な香りであれば効果は期待できません。したがって、134ページの「疾患別エッセンシャルオイル・クイックガイド」を参照しながら、症状に応じたオイルをブレンドし、様々な香りを試していく中で好みに合った香りを作り上げていって下さい。また中には、ブレンドせずとも1種類のエッセンシャルオイルだけでいいという方もいるでしょう。もちろん単品でも、好みの香りであれば十分な効果が得られます。

静謐をもたらす香の世界

不安症及びストレス

「ストレス」という言葉は一般に、苦痛や不安に噴まれている状態を指しますが、本来は「戦闘または逃亡」ホルモン——アドレナリンとノルアドレナリン——と関係のある言葉です。この化学物質の放出によって私たちは、迫り来る攻撃に抗する（戦闘）か、避ける（逃亡）ための準備をするのですが、悲しいかな現代はこうしたホルモンの命ずるままストレスに対処することが難しく、本当の気持ちを押し殺さざるをえません。その結果、アドレナリンによる刺激のはけ口がなくなります。当然「ストレス」は溜まったまま……。このような状態が長引けば長引くほど、心身の健康を蝕んでいく可能性も高くなっていくのです。

そこでまずは食生活を見直してみましょう。神経系に効果があるのはビタミンBですから、それを豊富に含む食品——バナナやナッツ類、青物、全粒パンなどを食べるよう心がけて下さい。オート麦も神経系にはよく効きます。また、殊の外ストレスが溜まっていると感じたら、ビタミンB複合体を含む良質の栄養補助剤を服用するといいでしょう（服用量はラベルの指示に従って下さい）。同時に、カフェインの摂取は大幅に減らします。代わりにミネラルウォーターを十分に摂って下さい。また、心を癒してくれるハーブティー——カモミールやバーベナ、レモンバーム、オレンジフラワー、ローズペタルなどもお薦めです。

さらに、ストレス緩和にはある程度激しい運動をした方がいいという人もいれば、リラクゼーション療法が最も効果的だという人もいます。通常は、適度な運動と休養を組み合わせるのが一番です。その上でぜひ、アロマセラピーも楽しんでみて下さい。

ストレス及び不安症用濃縮エッセンシャルオイル

最初のブレンドは非常に深く重みのある香りで、疲弊前の初期段階に見られるストレス——過度なストレスの緩和に効果があります。
一方後者は軽い香りで、元気を与えてくれるとともに、精神疲労によく効きます。

「穏やかな海」

マンダリン20滴
ネロリ（またはプチグレン）8滴
スパイクナード（またはベチバー）1滴
フランキンセンス2滴
クラリセージ8滴
ラベンダー6滴

レモンのオイルはエネルギーを与えてくれます

遮光瓶にエッセンシャルオイルを入れ、振り混ぜます。

「晴れ渡る空」

ベルガモット15滴
レモン8滴
ローズマリー6滴
プチグレン6滴
ローズオットー（またはゼラニウム）4滴
バージニアンシダーウッド6滴

小さな遮光瓶にエッセンシャルオイルを入れ、振り混ぜます。

これらの濃縮液は、以下のレシピや用法に従い、正確に計量して使用して下さい。

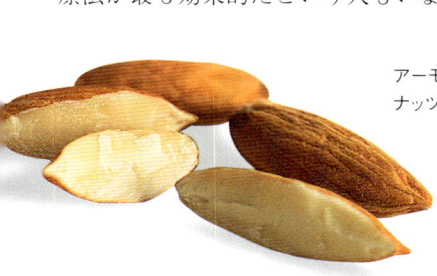

アーモンドをはじめとするナッツ類はビタミンBの宝庫

「天の恵み」入浴

疲れた皮膚にミルクとハチミツが潤いを与え、癒してくれます。ロウソクを灯したり、好みの音楽を流したりしてもいいでしょう。自分なりのくつろぎの一時を演出して下さい。

ヤギのミルク300mℓ
液状のハチミツ大さじ1
濃縮エッセンシャルオイル6滴

湯を汲んでいる浴槽にミルクとハチミツを入れます。湯が張れたら濃縮液を加え、軽くかき混ぜてオイルを拡散させて下さい。

マッサージオイル

スイートアーモンドオイル25mℓ
濃縮エッセンシャルオイル8〜10滴

遮光瓶にスイートアーモンドオイルを入れ、濃縮液を加えて振り混ぜます。入浴やシャワーの後にマッサージして下さい。全身をマッサージして構いませんが、みぞおちや腹部、足の裏といった精神的ストレスの影響を受けやすい部分のみ集中的にマッサージしてもいいでしょう。

蒸散用ブレンド

リラックスや精神高揚に適したブレンドを紹介します。もちろん、「穏やかな海」や「晴れ渡る空」を蒸散剤として使用しても結構です。いずれの場合も必ず蒸散器の上皿に水を張り、そこにオイルを2、3滴たらして下さい。

「夕焼け」

ローズウォーター
イランイラン1滴
ライム1滴

蒸散器の上皿にローズウォーターを入れ、エッセンシャルオイルをたらします。

「朝焼け」

オレンジフラワーウォーター
レモン1滴
オレンジ1滴
グレープフルーツ1滴
バージニアンシダーウッド2滴

蒸散器の上皿にオレンジフラワーウォーターを入れ、エッセンシャルオイルをたらします。

乾燥吸入

前述した濃縮エッセンシャルオイルのいずれかを使用して下さい。または134ページの「疾患別エッセンシャルオイル・クイックガイド」を参考に、リラックス効果のあるオイルの中から好みのものを選んでもいいでしょう。ハンカチにエッセンシャルオイルを数滴しみ込ませておき、時折香りをかぎます。

ライムとイランイラン、ローズウォーターを合わせれば「夕焼け」ブレンドに

うつ病

　うつ病は、危機や感情の激変、過度のストレスなどに直面した時におこる当然の反応です。ただしそれが原因不明のまま長期に渡って続くようであれば、たいていは肉体的または精神的疾患が潜在しています。専門家の診察を受けて下さい。また出産後に見られるうつ病も、1、2ヶ月以上続く場合はかかりつけの医師に相談することをお薦めします。カウンセラーや心理療法士を紹介してもらうといいでしょう。

　もちろん栄養療法士に相談しても構いません。うつ病は食物アレルギーや食物不耐症が原因である場合も多く、原因さえ突き止めれば治ったも同じだからです。一方、些細な不満などから発症する軽度のうつ病であれば、食生活を改善したり、ハーブ療法やアロマセラピーを行うことで家庭でも簡単に治療できます。最も効果のある食品は、全粒パンやオート麦、パスタ、米、ジャガイモなど複合炭水化物を含むものです。この複合炭水化物が脳に働きかけることで、セロトニンという「快楽」ホルモンが分泌されるのです。ただしアルコールは避けましょう。睡眠が阻害されるばかりか、セロトニンの分泌も減少させられてしまいます。

　また、ハーブティーもいいでしょう。気分を高揚させてくれるものとしては、レモンバーム、ラベンダー、バーベナなどがあります。ですがハーブ療法一番のお薦めはセントジョーンズワート、つまりセイヨウオトギリソウです。軽度のうつ病に対しては、一般に処方されている抗うつ薬よりもはるかに優れた効果が確認されています。薬局やヘルスストアで錠剤を購入して下さい（服用は指示に従うこと）。もちろん、定期的に楽しみながら運動をすることも忘れずに。たとえば、毎日30分公園を散歩するなどすれば、エンドルフィンやエンケファリンが分泌され、気分も高揚してくるはずです。

食事で摂取しきれないビタミンは栄養補助剤の服用で補いましょう

うつ病用濃縮エッセンシャルオイル

◊ 「森の香り」

シトラス（またはベチバー）2滴
カナディアンバルサム10滴
バージニアンシダーウッド10滴
ベルガモット8滴
レモン6滴
クラリセージ8滴

　小さな遮光瓶にエッセンシャルオイルを入れ、振り混ぜます。正確に計量した上で、入浴やマッサージ、蒸散や乾燥吸入に利用して下さい（使用量は14ページを参照）。他にも、以下のようなブレンドがあります。

◊ グリーンクレイ入浴

　血行やリンパ液の流れを促進し、気分を高揚させてくれます。ただしこの入浴は週に1、2回にして下さい。頻繁に入浴すると皮膚が乾燥してしまいかねません。そこで、グリーンクレイ入浴以外の日は、エッセンシャルオイルだけの芳香入浴をお薦めします。ロウソクを灯したり、元気の出る音楽を流すなどすれば、さらに効果も高まるでしょう。

グリーンクレイ250g
ローズマリー2滴
レモン2滴
コリアンダー2滴

適温の湯が汲めたらグリーンクレイを入れ、エッセンシャルオイルをたらして軽くかき混ぜ、オイルを拡散させて下さい。

◉ マッサージオイル

スイートアーモンドオイル25mℓ
フランキンセンス2滴
ネロリ2滴
ベルガモット5滴

遮光瓶にスイートアーモンドオイルを入れ、エッセンシャルオイルを加えて振り混ぜます。入浴やシャワーの後にマッサージして下さい。全身をマッサージして構いませんが、みぞおちや腹部、足の裏といった精神的ストレスの影響を受けやすい部分のみ集中的にマッサージしてもいいでしょう。

◉ 蒸散用ブレンド

ローズウォーター及びオレンジフラワーウォーター
ローズマリー1滴
レモングラス1滴

蒸散器の上皿にローズウォーターとオレンジフラワーウォーターを同量入れ、エッセンシャルオイルをたらします。

◉ 乾燥吸入

「森の香り」を利用して下さい。または「疾患別エッセンシャルオイル・クイックガイド」の中から選んだオイルを使用しても構いません。

ハンカチにエッセンシャルオイルを数滴しみ込ませておき、時折香りをかいで下さい。

季節性情動障害

季節性情動障害──「冬期うつ病」は多かれ少なかれ多くの人に見られる疾患です。冬は日が短く、夜が長くなりますが、そのために脳内の化学物質のバランスが崩れてしまうのです。通常は「快楽」ホルモンであるセロトニンの分泌が減少し、睡眠ホルモン、メラトニンの分泌バランスが乱れてきます。その結果、程度の差こそあれ様々な症状──倦怠感、過食、（1晩で10時間以上も眠り続ける）睡眠中毒、うつ症状、不安、神経過敏、性欲減退、むら気など──に苦しめられるのです。

そこで脳内ホルモン──カテコールアミンの分泌を促すことが必要になってきます。それには栄養療法士曰く、冬場は特にたんぱく質を含む食物を摂取することが望ましいそうです。たとえば魚、鳥肉、大豆製品など。もちろんビタミン豊富で新鮮な青果物も欠かせません。さらに、全てのうつ病に効果のあるハーブ療法といえば、セントジョーンズワート（セイヨウオトギリソウ）です。薬局やヘルスストアで購入できますから、指示に従って使用して下さい。

また軽度のウィンター・ブルー（一時的なうつ）に悩まされている人が、1日の大半を室内で過ごさざるをえない場合は、幅広い波長を有する照明──虹の七色を全て含んだ、自然の昼光と同じ光を作り出す照明を使うといいでしょう。重度の方は、幅広い波長を有する（卓上用の）ライトボックスを使い、明度の特に高い光を浴びることをお薦めします。こうした光線療法は、セロトニンとメラトニンの分泌バランスを正常に戻

冬期うつ病には
マッサージをどうぞ

すものであり、すでに85％もの成功率を上げています。ちなみにライトボックスは専門業者の通販で購入できますから、地元のヘルスストアや自然療法センターなどに連絡先を問い合わせてみて下さい。

　もちろんアロマセラピーも、精神高揚の大きな一助となります。以下に挙げるマッサージはもとより、97ページ「うつ病」や95ページ「不安症及びストレス」の項に記した療法も効果があります。

● 冬期うつ病用マッサージ

　太陽のような温もりを感じるブレンドで気分を高揚させ、血行を促進しましょう。乾膚マッサージ（20ページ参照）と併用すればさらなる効果が期待できます。

●「太陽」

セントジョーンズワートオイル〈浸出油〉
　（またはエキストラバージンオイル）20mℓ
スイートアーモンドオイル20mℓ
パルマローザ2滴
レモングラス2滴
コリアンダー4滴
ローズマリー8滴

　遮光瓶にセントジョーンズワートとスイートアーモンドのオイルを入れ、エッセンシャルオイルを加えて振り混ぜます。日々のシャワー後に使用して下さい。両手を交互に使いながら、心臓に向ってテンポよくマッサージを行い、血行とリンパ液の流れを促進します。

精神的疲労

　これは特に作家や事務職に携わる人、試験勉強中の学生などによく見られます。対策として、定期的に休憩を取ること、さらにできれば新鮮な空気を吸いながら、身体を動かして気分転換を図ることをお薦めします。また、「土に触れ」たり、実用的な作業をこなすのもいいでしょう。たとえばガーデニングや料理、あるいはひたすら家事に専念するなど。笑いも大いに効果があります。面白い映画や劇を観たり、友人と会うなどして、声をあげて笑いましょう！　そして再び頭脳労働に戻る時には、ぜひ以下のブレンドを試してみて下さい。頭がすっきりするはずです。

●「アインシュタイン」（蒸散用）

ペパーミント2滴
ローズマリー2滴
クラリセージ2滴

　蒸散器の上皿に水を張り、エッセンシャルオイルをたらします。

●「ヒラメキ！」（乾燥吸入用）

マートル（またはユーカリ）1滴
レモン1滴

　ハンカチにエッセンシャルオイルをしみ込ませておき、時折香りをかいで下さい。

ユーカリのオイルが
集中力を高めてくれます

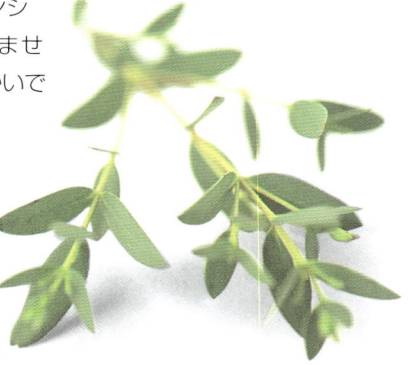

動悸

　急激または不規則な心臓の鼓動により、胸部が異様に脈打つ状態を動悸といいます。このような症状はよく、感動したり精神的なショックを受けた時、または運動した後などにみられますが、それ以外の状況でおこる場合には、原因を究明しなければなりません。ちなみに原因としては食物アレルギーやホルモン分泌の乱れ、慢性的な高血圧、ニコチンやカフェインの過剰摂取などが挙げられます。心臓に何らかの問題があることも考えられます。そしてストレスに起因していることも。ただその際には、アロマセラピーやハーブ療法が多いに役に立つはずです。いずれにせよ、まずは医師の診察を受けることをお薦めします。

動悸用濃縮エッセンシャルオイル

◦「静かな水面」

ローズオットー10滴
フランキンセンス5滴
マンダリン10滴
プチグレン10滴

　小さな遮光瓶にエッセンシャルオイルを入れ、振り混ぜます。以下の各レシピに従って正確に計量した上で、入浴やマッサージ、蒸散や乾燥吸入に利用して下さい。

◦ 芳香入浴（予防療法）

　湯を張った浴槽に「静かな水面」を6滴たらして軽くかき混ぜ、オイルを拡散させます。

◦ マッサージオイル（予防療法）

スイートアーモンドオイル25mℓ
「静かな水面」8～10滴

　遮光瓶にスイートアーモンドオイルを入れ、「静かな水面」を加えて振り混ぜます。入浴やシャワーの後に、精神的ストレスの影響を受けやすい部分——みぞおちや腹部、足の裏を集中的にマッサージして下さい。

◦ 蒸散用ブレンド（予防療法）

　就寝前の一時、室内に香りを拡散させてゆったりとくつろぎましょう。以下のレシピの代わりに、同量の「静かな水面」をオレンジフラワーウォーターに加えても構いません。

オレンジフラワーウォーター
フランキンセンス2滴
ラベンダー2滴

　蒸散器の上皿にオレンジフラワーウォーターを入れ、エッセンシャルオイルをたらします。

◦ 乾燥吸入（症状緩和）

　これは、実際に動悸に見舞われた時に行います。動悸に効果のあるオイルなら（「疾患別エッセンシャルオイル・クイックガイド」を参照）、どれを使っても構いません。「静かな水面」でもいいでしょう。ハンカチにエッセンシャルオイルを1、2滴たらしてから、その香りをゆっくりと深く吸い込んで下さい。

片頭痛

　片頭痛は痛みが激しく、気力、体力ともに消耗します。そして視覚異常や吐き気、時には嘔吐をも伴うことがあるのです。様々な原因が考えられますが、ストレス及び首や肩のひどい凝りはたいていの方に見られます。また、片頭痛を引き起こしやすい食物としては、チーズ、チョコレート、コーヒー、濃い紅茶、赤ワイン、イースト菌を使用した食品などが挙げられます。性格も多分に影響しており、特に心配性の人、過労気味の人、完璧主義者に多いようです。

　家庭療法でも症状の緩和は可能ですが、ぜひ一度栄養療法士に相談してみて下さい。予防法としては、友人やパートナーに定期的なアロマセラピーマッサージ——特に頭、首、肩を中心に——をしてもらうといいでしょう。またストレス軽減を目的に、できれば週に1度かせめて2週間に1度は、プロによる全身マッサージを受けることをお薦めします。そして片頭痛に見舞われた場合には、暗くした部屋で静かに横になって下さい。たいていはそれで症状が緩和されてくるはずです。一方ハーブ療法のお薦めはフィーバーフュー（ナツシロギク）ですが、これは特に予防に効果があります。錠剤を薬局や健康食品店で購入して下さい（ただし指示に従って服用すること）。または、以下に挙げるレシピのハーブティーを試してみてもいいでしょう。

● 片頭痛用芳香湿布

　温、冷いずれの湿布が効くかは人によって異なりますから、両方を試した上で、効果の高い方を選んで下さい。

氷水または我慢できる程度の熱湯600mℓ
ラベンダー3滴
スイートマージョラム1滴

　容器に水（または湯）を入れ、エッセンシャルオイルを加えて軽く混ぜ、オイルを拡散させます。そこに折りたたんだ綿布を2枚浸し、搾ってから、1枚を額に、もう1枚を首筋に当てて下さい。布が人肌程度に温まる（または冷める）まで続けます。必要に応じて繰り返します。

● 片頭痛用ハーブティー

（ドライハーブ使用）
タイム小さじ2
セージ小さじ1
ペパーミント小さじ2
熱湯1リットル

　陶製のティーポットにハーブを入れ、熱湯を注ぎます。そのまま15分おき、十分に浸出させて下さい。症状が緩和するまで、2時間おきにカップ1杯ずつ飲みます。

（フレッシュハーブ使用）
レモンバーム10g
バジル10g
ローズマリー10g
熱湯600mℓ

　淹れ方及び服用法はドライハーブと同じです。

チョコレートは片頭痛を
引き起こしかねません

緊張性頭痛

本格的な片頭痛ほどの痛みはないにしても、緊張性頭痛もやはりつらいものです。そこでまずはストレスの軽減に努めて下さい。最も手軽な方法として、リラックスできる音楽を聴くのもいいでしょう。また、ストレスに起因する他の諸症状同様、定期的なアロマセラピーマッサージも予防に大きな効果があります。頭や首、肩などを友人やパートナーにマッサージしてもらって下さい。プロによる全身マッサージも、2週間に1度か月に1度は受けることをお薦めします。以下に挙げるハーブティーも試してみるといいでしょう。もちろん芳香療法も役に立ちます。

● 冷湿布

冷水600mℓ
ペパーミント1滴
ラベンダー2滴

容器に水を入れ、エッセンシャルオイルを加えて軽く混ぜ、オイルを拡散させます。そこに折りたたんだ綿布を浸し、搾ってから額に当てて下さい。そのまま15分横になって休みましょう。

● マッサージオイル

エッセンシャルオイルの濃縮液で局所マッサージを行うため、敏感肌の方は、代わりに乾燥吸入をお薦めします。

スイートアーモンドオイル小さじ1
ペパーミント3滴
ラベンダー3滴

エッグカップにオイル類を全て入れて混ぜます。こめかみと首筋をマッサージして下さい。

● 乾燥吸入

ハンカチに数滴エッセンシャルオイルをしみ込ませ、数分おきに吸入します。症状が緩和されるまで続けて下さい。最も効果の高いオイルはペパーミントですが、その香りが苦手な方は、ラベンダーをはじめ、頭痛に効く他のエッセンシャルオイルを使用して下さい（134ページ「疾患別エッセンシャルオイル・クイックガイド」を参照）。

● 緊張性頭痛用ハーブティー

（ドライハーブ使用）
リンデンブロッサム小さじ1
カモミール小さじ1
ラベンダー小さじ1
熱湯500mℓ

陶製のティーポットにハーブを入れ、熱湯を注ぎます。そのまま15分おき、十分に浸出させて下さい。症状が緩和するまで、2時間おきにカップ1杯ずつ飲みます。

（フレッシュハーブ使用）
ペパーミント10g
バジル10g
ラベンダー10g

淹れ方及び服用法はドライハーブと同じです。

緊張性頭痛を癒してくれる
ペパーミント

不眠症

　不眠症に効くハーブやエッセンシャルオイルは多数あります。ハーブの場合、最も効果的なのはホップ、ラベンダー、バレリアン（カノコソウ）、パッションフラワー（トケイソウ）です。こういったハーブは通常、市販のハーブ配合錠剤に含まれています。ヘルスストアまたは薬局で購入するといいでしょう（服用は指示に従って下さい）。後述する就眠ハーブティーもお薦めです。一方、エッセンシャルオイルの中で就眠性の最たるものといえば、やはりラベンダーでしょう。その効能は臨床研究でも実証済みです。枕の四隅に1滴ずつ、原液をたらしてみて下さい（綿布であれば原液が染みになることはありません）。もちろん以下の芳香療法も効果があります。

不眠症用濃縮エッセンシャルオイル

◉「夢のひととき」

ラベンダー20滴
ローマンカモミール8滴
　（またはローズオットー6滴）
クラリセージ10滴

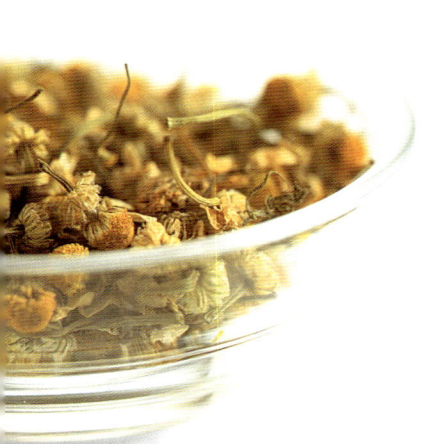

不眠症にはカモミールをブレンドしましょう

　小さな遮光瓶にエッセンシャルオイルを入れて振り混ぜます。以下の各用法に従って正確に計量した上で利用して下さい。

◉ 就寝前の芳香入浴

　適温の湯（熱すぎないこと）に「夢のひととき」を6滴たらし、就寝前に入浴します。ロウソクを灯したり静かな音楽を流したりすれば、一段と高い効果が得られるでしょう。

◉ マッサージオイル

スイートアーモンドオイル25mℓ
「夢のひととき」8滴

　遮光瓶にスイートアーモンドオイルを入れ、「夢のひととき」を加えて振り混ぜます。就寝前の入浴後にみぞおちの辺りをマッサージして下さい。なお、床に就く1時間ほど前に、パートナーなどに背中を優しくマッサージしてもらえばさらなる効果が期待できます。

◉ 就眠ハーブティー（快眠用）

ドライカモミール小さじ1
ドライオレンジフラワー小さじ1
リンデンブロッサム小さじ1
熱湯600mℓ

　陶製のティーポットにハーブを入れ、熱湯を注ぎます。そのまま15分おき、十分に浸出させて下さい。1日に3回カップに1杯ずつ飲みましょう。

エッセンシャルオイルで心を癒す

エッセンシャルオイルは、私たちの心にどのような影響を及ぼすのでしょう。実は専門家の間でも諸説入り乱れており、オイルによる心の反応は全てパターン化できるという人もいれば、一部はパターン化できるものの、大半は人によって大きく異なるという人もいます（私のように）。

ちなみに私の経験から言わせていただければ（アロマセラピーの神秘性を増長させかねませんが）、一般に自分の好きなエッセンシャルオイルというものは、その時の気分や性格に応じて変わってくるようです。たとえば、怒ったり緊張したりといった極度の精神的興奮状態にある場合には、大半の人がパチュリーのような重く強い香りよりも、レモンやラベンダーといった軽い香りのオイルを好みます。また精神的な疲労が続き、落胆したり失望感に襲われている時には、落ち着いた「土の香り」――シダーウッドやカナディアンバルサム、ジュニパーベリーやパインなどを選ぶことが多いようです。

また性格別に見た場合、外向的な人は（元気であれば）、揮発性の高い軽い香りを好み、内向的な人は（落ち込んでいなければ）、揮発性の低い豊かな香りに惹かれる傾向にあります。

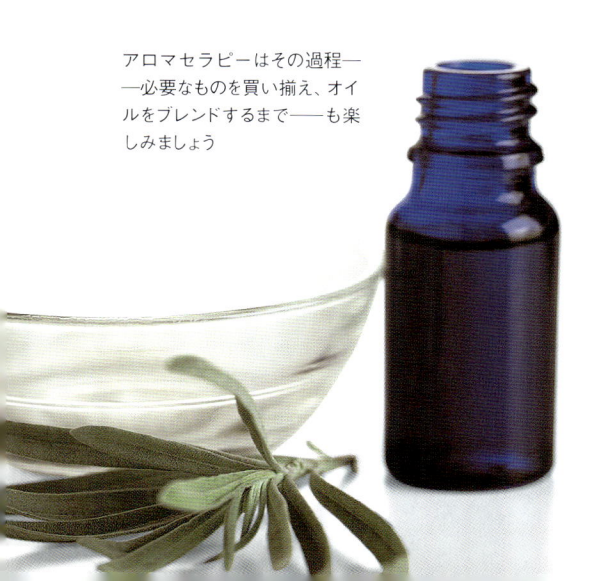

つまり、その時々の気分や性格に最も合った（ブレンド）オイルなら、心の奥深くにまで浸透していき、精神的疲労をも解消していけるということなのです。こうしたアロマセラピーの力は未だ科学的な証明がなされていないため推測の域を出ませんが、それでもホメオパシーの類症の法則「同類は同類を治す」に匹敵する力といえるでしょう。しかし百聞は一見にしかず。まずはこのアロマセラピーの素晴らしさを実感してみて下さい。

香りを試す

嗅覚は最も疲労しやすい感覚です。したがって、香りを試す場合には一度に4種類程度までにします（必ず6種類以下に留めて下さい）。そしてその際には、香りごとの感想や印象、連想したイメージなどを記しておきましょう。

なお、香りに対する自身の反応を知るには、心穏やかで感受性豊かな状態の時に試すことをお薦めします。まず、風通しのいい、静かで落ち着ける場所を確保しましょう。調理をはじめ他の強烈なにおいが漂ってくるような場所は避けて下さい。次に、小さじ1杯のスイートアーモンドオイルに、自分の選んだエッセンシャルオイルを数滴たらしてよく混ぜます。それを試香紙（エッセンシャルオイルの取り扱い店にて購入可）または細く切った吸い取り紙の一端に1滴たらして下さい（2種類以上のオイルを試す場合には、紙のもう一方の端にオイル名を記しておくといいでしょう）。それから試香紙を軽く振って香りを拡散させます。その香りをゆっくりと、そしてしっかりとかいで下さい。

そのまま2、3分ほど香りに身を任せてみます。果たしてあなたはどのようなことを思い浮かべるでしょうか。プラスの感情や記憶、イメージですか？思いついたことを書き出してみて下さい。何でも構いません。「清潔」「軽快」「サクラ」「リンゴ」「森」「薬」といった単語の羅列でも、擬音語や擬態語、味覚や

アロマセラピーはその過程――必要なものを買い揃え、オイルをブレンドするまで――も楽しみましょう

触覚、色や形といった表現でもいいのです。時には絵心を刺激されることすらあるかもしれません。

こうして試した香りを、今度は心が疲れている時にも再度試してみましょう（もちろん異なるオイルを試しても構いません）。そして再び、各オイルの印象を書き出します。前回、心穏やかな時にも試していたオイルであれば、今回の印象との違いを比べてみて下さい。特に女性の場合には、月経の周期に応じて反応が異なってくるはずです。

エッセンシャルオイルで心穏やかに

て、心を蝕もうとする力に打ち勝っていけるのです。たとえば、だれかを非難する手紙を書いたものの、結局は投函せずに終わったという経験はありませんか。それはおそらく、書くことによって胸の内に渦巻いていた思いを発散させることができ、心が晴れたからなのです。ゆえに投函する意味もなくなったのでしょう（それにもし投函していたら、さらに面倒な事態になっていたかもしれません！）。

◉ マイナスの香りの力

これまでは好みの香りならではの効果を述べてきましたが、例外もあります。心地よいと感じない香り、悲しい記憶や不安を想起させる香りでも、心を癒すことができるのです。

そこでまずは、香りをあくまでも療法の一環ととらえてみて下さい。つまり、香りをかぐことイコール治療なのだと自分に言いきかせるのです。だからといって、吐き気を催すような香りまで我慢することはありません。そのように極端な香りは除外した上で、それ以外の香り――好みではないけれど許容範囲に入っている香りも利用し、心を癒していきましょう。

そういった香りをかいだ場合も、まずは心に浮かんだことをできるだけ詳細に書いていきます。思いつくままに次から次へと……。心の内にあることを全て書き出して下さい。リラックスして取り組めば、驚くほどたくさんの言葉が溢れてくるでしょう。いずれも脈絡などなく、無意味な言葉の集まりにしか見えないかもしれません。しかしそれこそが、あなたの心を乱し、暗い影を投げかけているもの。そこにこうして意識的に光を当てることによっ

◉ 疲れた心を癒す

106〜107ページには、疲れた心を癒すためのチャートが掲載してあります。様々な心の状態と、それに応じた一般的なオイルを挙げてありますが、前述したように、香りの好みは体調などによっても異なってきます。それゆえ、常に自分の嗅覚を信じて下さい。そして、嗅覚に従って選択したオイルを活用し――入浴やマッサージ、蒸散や乾燥吸入など――心を癒していきましょう（詳しくは、本章の「うつ病」や「不眠症」をはじめ、ストレスに起因する諸疾患の項を参照）。

疲れた心を癒す

心の状態	心を癒してくれる香り
悲嘆	ローズ、マージョラム、フランキンセンス、パイン、サイプレス、カナディアンバルサム、サンダルウッド、スパイクナード、ヘリクリサム、ベチバー
ショック	急激な精神的苦痛：ラベンダー、レモン、ベルガモット、クラリセージ、ネロリ、ペパーミント、プチグレン、ローズマリー、ユーカリ、マートル、ローズ 未だ癒えない過去の精神的苦痛：フランキンセンス、サンダルウッド、スパイクナード、システ、カナディアンバルサム、シダーウッド（アトラスまたはバージニアン）、パイン、ジュニパーベリー、ローズ
怒り、苛立ち、焦燥	不意に駆られる怒り：ベルガモット（及び柑橘系オイル）、クラリセージ、ペパーミント、ラベンダー、マンダリン、パイン、ローマンカモミール、ゼラニウム、プチグレン 根深い怒りや焦燥：ローズ、シダーウッド（アトラスまたはバージニアン）、カナディアンバルサム、サイプレス、フランキンセンス、イランイラン、ヘリクリサム、マージョラム、ネロリ、スパイクナード、サンダルウッド
情緒不安定	ベルガモット、マンダリン、ローマンカモミール、フランキンセンス、ゼラニウム、ジュニパーベリー、ラベンダー、レモン、ローズ、サンダルウッド、イランイラン
落胆、失望、悲観	軽度の場合：ラベンダー、スパイクナード、サンダルウッド、カナディアンバルサム、シダーウッド（アトラスまたはバージニアン）、システ、クラリセージ、フランキンセンス、サイプレス

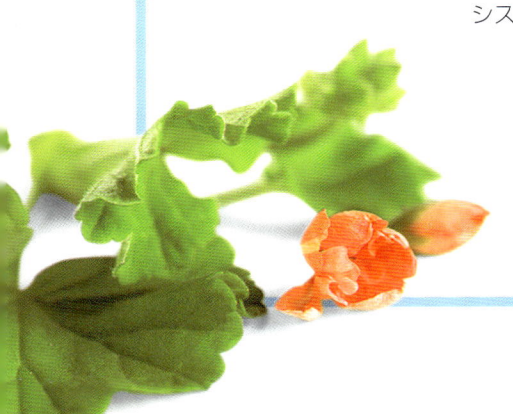

心の状態	心を癒してくれる香り
落胆、失望、悲観	重度の場合：ベルガモット（及び柑橘系オイル）、コリアンダー、ゼラニウム、ネロリ、レモングラス、ローズ、ローズマリー、イランイラン
心配、神経緊張、不安	ベルガモット（及び柑橘系オイル）、ローマンカモミール、カナディアンバルサム、シダーウッド（アトラスまたはバージニアン）、サイプレス、フランキンセンス、ラベンダー、ネロリ、プチグレン、クラリセージ、マートル、サンダルウッド、ゼラニウム、ローズ
集中力不足	ペパーミント、ラベンダー、マートル、カルダモン、コリアンダー、サイプレス、ユーカリ、フランキンセンス、レモン、ライム、レモングラス、パイン、ローズマリー
狼狽、優柔不断	ベルガモット（及び柑橘系オイル）、サイプレス、ユーカリ、フランキンセンス、ゼラニウム、マートル、パイン、ペパーミント、ローズマリー
恐怖	フランキンセンス、サイプレス、シダーウッド（アトラスまたはバージニアン）、カナディアンバルサム、ジュニパーベリー、マージョラム、ローズ、サンダルウッド、ベチバー、パルマローザ、レモングラス、スパイクナード、ラベンダー
精神的要因による性欲減退	ローズ、イランイラン、ジンジャー、コリアンダー、クラリセージ、サンダルウッド、パチュリー、カルダモン、ネロリ、ブラックペパー、ジュニパーベリー、アトラスシダーウッド

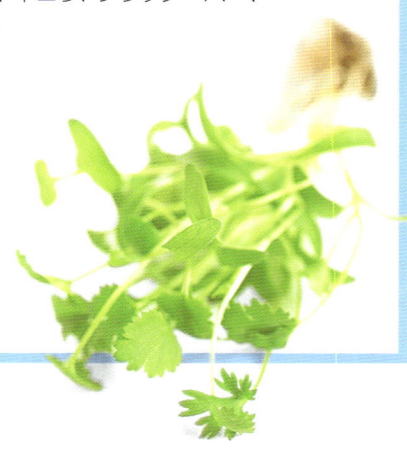

瞑想と心

瞬間瞬間を生ききっていく瞑想は、「リラックスした覚醒状態」にあるといえるでしょう。その目的は、自身の内面との対峙にあります。つまり、自身の存在意義や目的の追及を介して、インスピレーションや清澄な心を会得していこうということなのです。こうした瞑想法を学ぶには、やはりベテランの教師につくのが一番ですが、独学用の良書も多数ありますし、以下に挙げるブレンドオイルを併用すれば、その効果も一段と高まるでしょう。なお本章でも、呼吸法や心をリラックスさせる簡単な瞑想法を記しておきますので、初心者の方はぜひ参考にして下さい。

瞑想用蒸散ブレンド

瞑想の際に使用するのであれば、蒸散器はシンプルなもの——ロウソクの炎で温める、陶製のものが一番です。陶器の土、香りの拡散した空気、ロウソクの火、そして水といった要素がおのずと穏やかな空間を作り上げてくれるでしょう。なお以下のレシピはいずれも、蒸散器の上皿に水を張り、そこにエッセンシャルオイルをたらしてから、ロウソクに火をつけ、オイルを温めて下さい。

◈「湖面にきらめく月明かり」

シテ1滴
プチグレン2滴
サイプレス1滴
クラリセージ2滴
フランキンセンス1滴

◈「睡蓮に眠る一粒の宝石」

スパイクナード1滴
スコットランドパイン2滴
ラベンダー2滴
レモン1滴
ライム1滴

◈「静寂」

ベチバー1滴
プチグレン2滴
クラリセージ2滴
カナディアンバルサム
　（またはバージニアンシダーウッド）2滴

◈「葦の茂みを渡る風」

フランキンセンス2滴
ベルガモット2滴
レモン1滴
スコットランドパイン2滴

◈「梵鐘」

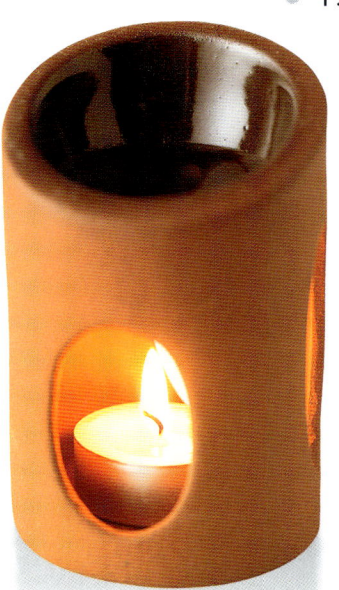

ペパーミント1滴
クラリセージ2滴
バージニアン
　シダーウッド2滴
サンダルウッド2滴

ブレンドオイルを蒸散させて瞑想の効果を高めましょう

美しい花に心を寄せる

これは、ひとりでも簡単に行える自然同調法です。

まず庭に出て、花を何本か摘みます。香りの高い花も混ぜておいて下さい。庭がない場合は、花屋で季節に応じた花束などを購入します。では早速、香りを堪能しましょう。必ず、何か楽しいことを考えながら行います。次に、指先でひんやりとしたつややかな花びらに触れます。その後は、太陽の下で、虫眼鏡で花をじっくりと観察して下さい。日の光を受けて輝く美しさ——花びらに浮かぶ繊細な縞模様、わずかな裂け目に見える水滴のきらめき、鮮やかな色の洪水、完璧な形、そして花の旺盛な生命力に感動することでしょう。このように、いつも見慣れている(庭の)花の細部を見つめることで、花全体に対する見方も変わってくる——つまり一段と感覚が研ぎ澄まされてくるのです。

自宅に神聖な空間を設ける

生命や自然の素晴らしさを絶えず感じているようにするには、家庭にも「祭壇」や神聖な空間を設けるといいでしょう。それは心の拠り所であり、心を静めてくれるとともにリフレッシュもさせてくれるのです。こうした空間を設けるのであれば、窓敷居や鏡台、炉棚、木製タンスの上などがお薦めですが、何より大事なのはあなたの直観です。心の声に素直に耳を傾け、その声の命ずるままに最適な場所を見つけて下さい。場所が決まったら、小石や水晶、流木、季節の花などで飾っていきます。さらに素敵な蒸散器、バラの花びらやフローティングキャンドル(水に浮くロウソク)を浮かべたおしゃれな器を並べてもいいでしょう。秋や冬なら、赤く色づいた葉や松ぼっくり、ベリー類や常緑樹の小枝などがお薦めです。また、夜はロウソクに火を灯すことで、さらなる効果が期待できます。

呼吸を意識した瞑想

古くからあるこの瞑想法は、頭をすっきり、そして心を穏やかにさせてくれます。まず静かな場所——少なくとも15分は邪魔が入らない場所を探します。そこで正座をして下さい。背筋はまっすぐに伸ばしますが、肩の力は抜きましょう。両手は膝の上に。あぐらの方が慣れているという人はあぐらでも構いません。服は、呼吸の妨げにならないよう、ゆったりとした着心地のいいものを選んで下さい。

では目を閉じ、呼吸のことだけを考えましょう。呼吸をコントロールする必要はありません。呼気と吸気、それも特に、吸気直前の一瞬の空白に意識を集中させます。次に、呼気の回数を数えて下さい。10まで数えたら(数えるのはあくまでも呼気だけ)、再度1から数えていきます。途中で雑念にとらわれるなどして(よくあることです)数がわからなくなっても、いらついたりせず、落ち着いてまた1からやり直しましょう。10分も続けているうちに、心が穏やかになってくるのがわかるはずです。

花やロウソクの炎は心を穏やかにしてくれます

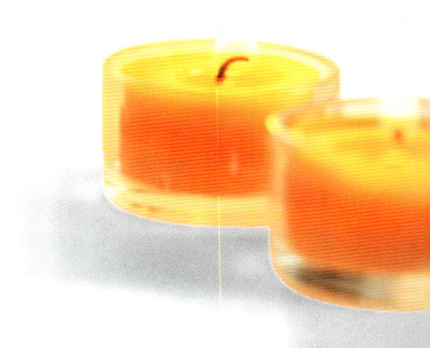

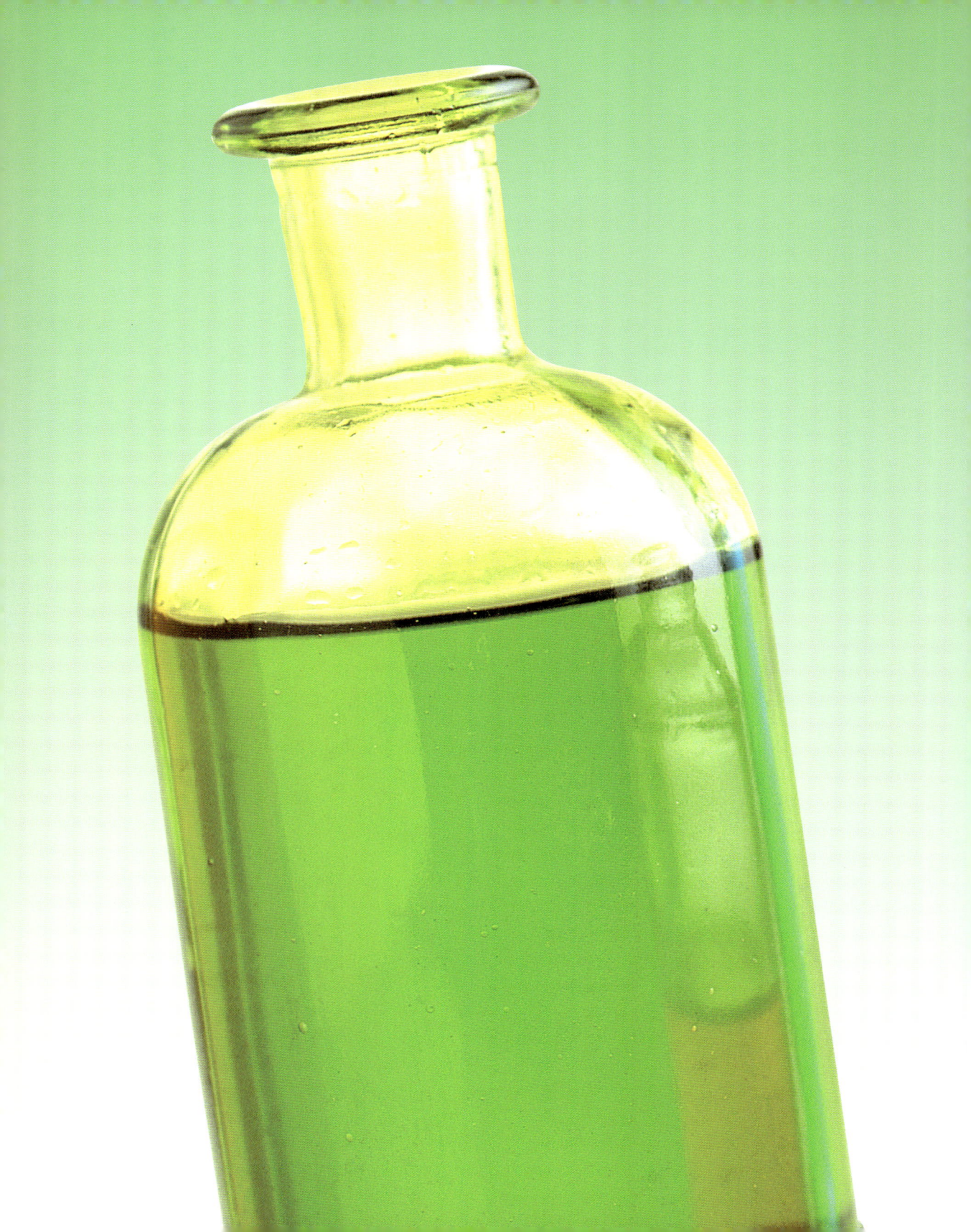

エッセンシャルオイル一覧

エッセンシャルオイルやその香りを扱うということは、
生命の根源に直接触れることであり、錬金術——万病を治す
法の真髄へと近づいていくことでもあるのです。

マルグリット・モーリー
The Secret of Life and Youth (Macdonald & Co., 1964)

こでは様々なエッセンシャルオイルを取り上げ、世界共通の学名に従って（植物名は国によって異なるため）、アルファベット順に掲載してあります。

学名など、家庭でオイルを使われる方にはあまり関心のないことかもしれませんが、プロにとっては大切な情報源といえます。というのもプロはこの学名から、オイルの有するであろう化学成分、ひいてはその薬効を見極めているからです。ゆえにたとえばパインオイルの場合、アロマセラピストは数種類のパインオイルを扱えますが、一般の方が家庭で安心して使えるオイルは1種類——*Pinus sylvestris*（スコットランドパイン）から抽出されたオイルだけなのです。

なお各項にはまず、オイルの原料となる植物やその原産地について簡単に記してあります。普段あまり馴染みのない植物も数多く登場するでしょう。たとえば北アフリカのフランキンセンスやインドネシアのパチュリー、マダガスカルのイランイランに、インドのスパイクナードなど。実は芳香植物は世界各地に生息しており、エッセンシャルオイルは世界中で生産されているのです。

もちろん他にも抽出法をはじめ、オイルの色や粘度、香りのイメージ、精神面への効用、アロマセラピーとして対応可能な疾患や諸症状、相性のいいブレンドなどの情報も掲載してあります。また中には、使用に際して注意が必要なエッセンシャルオイルもありますが、その場合は該当するオイルの項に「注意」として併記しておきますので、必ず目を通して下さい。

Abies balsamea
カナディアンバルサム

マツ科

　北米原産の高木で、美しい常緑樹です。幹や枝にある瘤には、バルサム（芳香性含油樹脂の意）という名のもとになったオレオレジン（含油樹脂）が含まれています。この固いオレオレジンに蒸気を当て、蒸留することでエッセンシャルオイルを抽出しているのです。オイルは通常専門店でしか取り扱っていませんが、探してみるだけの価値はあります。ほとんど無色で、マツを思わせる甘く柔らかな香りです。心地よい温もりと元気を与えてくれるでしょう。

◆ **アロマセラピーでの利用**
やけど、切り傷、裂傷、気管支炎、カタル、咳、咽喉の痛み、軽度の抑うつ症、不安症、神経緊張、その他ストレスに起因する諸症状。呼吸器系疾患への利用、または精神高揚が目的の場合、蒸散剤としての使用が最適です。

◆ **ブレンドガイド**
ミドルノート。香りの強度：中。
相性のいいオイル：パイン、シダーウッド、フランキンセンス、サンダルウッド、ジュニパーベリー、サイプレス、レモン、クラリセージ。

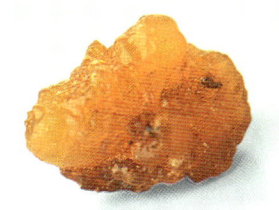

Boswellia carteri
フランキンセンス／乳香

カンラン科

　アラビアや北アフリカの乾燥地帯に自生する低木です。樹皮に自然に生じた裂け目からオレオガムレジンが浸出、凝固します。その小さな塊——フランキンセンスの「涙」に蒸気を当て、蒸留することでオイルを抽出するのです。オイルは無色から淡黄色で、バルサムにも似た樟脳の香りがします。また大半のエッセンシャルオイルと異なり、時間がたつにつれて香りに深みが出てきます。温もりのある香りは頭をすっきりさせ、心を静めてくれるでしょう。瞑想の際に蒸散剤として使用されることの多いオイルです。

◆ **アロマセラピーでの利用**
　スキンケア（特に成熟肌）、ニキビ、膿瘍、瘢痕、裂傷、痔核、呼吸器系の疾患（喘息、気管支炎、咳、カタル、喉頭炎など）、膀胱炎、関節炎痛、リウマチ痛、月経痛、月経中の吹き出物、PMS、神経緊張、その他ストレスに起因する諸症状。

◆ **ブレンドガイド**
ベースノート。香りの強度：強。
相性のいいオイル：柑橘系オイル、コリアンダーをはじめとするスパイス系オイル、カナディアンバルサム、シダーウッド、サイプレス、ゼラニウム、ジュニパーベリー、ラベンダー、ネロリ、パルマローザ、パチュリー、プチグレン、ローズ、スパイクナード、サンダルウッド、ベチバー。

◆ **注意**
香りが強いため、低濃度で使用して下さい。

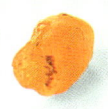

Calendula officinalis

カレンデュラ／マリーゴールド

キク科

※これはエッセンシャルオイルではなく浸出油です。アロマセラピーやハーブの専門店で購入できます。

デイジーに似た、明るいオレンジまたは黄色の花をつける美しい香草です。原産は地中海沿岸ですが、栽培は世界中で行われています。エッセンシャルオイルは微量しか抽出されず市販に見合いませんが、代わりに花をベジタブルオイル（通常はサンフラワーまたはオリーブ）に浸し、浸出油を採ります。ハチミツに似た軽い香りのする、鮮黄色の液体です。

◆ **アロマセラピーでの利用**
　湿疹やおむつかぶれをはじめとする肌の炎症やかゆみ、水虫、授乳中の乳首の痛みや裂創、やけどや打撲傷などに対して、希釈せずに使用して下さい。細絡のでやすい乾燥した敏感肌にも効きます。妊娠線の予防や静脈瘤の拡張抑制効果もあります。

◆ **ブレンドガイド**
香りと抗炎症性を高めるオイル：カモミール（ローマンまたはジャーマン）、ヘリクリサム、ラベンダー、ローズオットー。通常は、カレンデュラの浸出液20～30mℓに対して、エッセンシャルオイル1滴の割合で使用します。

◆ **注意**
　よく似たエッセンシャルオイルにタジェットがありますが、メキシカンマリーゴールドを原料とするこのオイルには毒性がある場合がありますから、混同しないよう気をつけて下さい。

Cananga odorata var. genuina

イランイラン

バンレイシ科

　光沢のある大きな葉と、芳烈な黄色い花を有する熱帯の木です。新鮮な花を原料に水蒸気蒸留で抽出されるオイルは、大半がマダガスカル、レユニオン、コモロ諸島で生産されています。このオイルには等級があり、上からエキストラ、1級、2級、3級と分類されています。またその他に「コンプリート」というオイルもあります。この「コンプリート」と「エキストラ」は特に芳香性が高く、多くのアロマセラピストに愛用されています。
　イランイラン「コンプリート」とは、全ての精油部分を抽出したオイル、または蒸留の最終段階で収集された「未分画」オイルのことをいいます。いずれの等級のオイルも、無色または淡黄色です。エキストラとコンプリートは、アーモンドとジャスミンを混ぜたような香りがしますが、他の等級のものは強烈な木の香りがします。上質のイランイランの香りは温もりと陶酔感をもたらしてくれるでしょう。催淫性もあるといわれています。

◆ **アロマセラピーでの利用**
　高血圧、動悸、軽度のうつ病、不眠症、PMS、その他ストレスに起因する諸症状。

◆ **ブレンドガイド**
ミドル～ベースノート。香りの強度：強。
相性のいいオイル（イランイランは少量使用）：ブラックペパーをはじめとするスパイス系、フローラル系、及び柑橘系オイル、フランキンセンス、ゼラニウム、サンダルウッド、ベチバー。

◆ **注意**
　香りが強いため、低濃度で使用して下さい。

Cedrus atlantica

シダーウッド

マツ科

　無数の円筒形球果をつける、耐寒性に秀でた常緑針葉樹です。アルジェリアとモロッコを走るアトラス山脈が原産地ですが、広くヨーロッパや北米でも栽培されています。ただしオイルは、大半がモロッコ産です。切り株や木くずを含む木部を原料に、水蒸気蒸留で抽出されるオイルは深い琥珀色で粘度が高く、甘く芳烈な木の香りがします。温もりを与えてくれ、鎮静性にも富んでいます。催淫性があるともいわれています。

◆ アロマセラピーでの利用
　ニキビ、脂性肌及び髪のケア、フケ、真菌感染症、関節炎、リウマチ、咳、気管支炎、カタル、PMSにおける精神症状、神経緊張、その他ストレスに起因する諸症状。また、防虫効果にも秀でています。

◆ ブレンドガイド
ベースノート。香りの強度：中。
相性のいいオイル：ベルガモットをはじめとする柑橘系オイル、ゼラニウム、レモングラス、パルマローザ、シスト、クラリセージ、サイプレス、フランキンセンス、ジュニパーベリー、パイン、コリアンダー、カナディアンバルサム、ネロリ、ローズ、ローズマリー、ベチバー、イランイラン。

◆ 注意
　妊娠中の使用は避けて下さい。敏感肌の場合、炎症を起こしかねませんので、低濃度で使用して下さい。

Chamaemelum nobile

カモミール、ローマン

キク科

　ヨーロッパと北米に自生する、草丈が低く茎の太い香草で、羽毛状の葉とデイジーに似た白い花を有します。その花から水蒸気蒸留で抽出するオイルは淡黄色。熟したリンゴを思わせる甘い香りです。温もりを与えてくれる上、鎮静効果にも優れています。

◆ アロマセラピーでの利用
　スキンケア（ほとんどの皮膚質に対応）、ニキビ、皮膚炎、耳痛、裂傷、月経痛、PMS、頭痛、不眠症、神経緊張、その他ストレスに起因する諸症状。

◆ ブレンドガイド
ミドルノート。香りの強度：強。
相性のいいオイル：柑橘系オイル、キャロットシード、クラリセージ、ヘリクリサム、ラベンダー、ゼラニウム、ネロリ、ローズ、イランイラン。

◆ 注意
　このオイルは月経を促進するといわれているため、妊娠初期（3ヶ月間）は皮膚への使用を避けて下さい。また香りが強いので、希釈率1％程度の低濃度で使用して下さい。ローマンカモミールは高価なため、業者の中には安価なモロッコカモミールで代替しているところもあります。同じキク科の植物ゆえ香りは似ていますが、薬効に関しては未だ十分な研究が行われていないため、注意が必要です。

Cistus ladaniferus
シスト

ハンニチバナ科

　槍状の鋭い葉と芳烈な白い花を有し、地面を這うように自生しています。原産地は地中海及び中東です。オイルはほとんどがスペインで生産されています。抽出法は水蒸気蒸留です。通常はまず葉と小枝を煮て天然のガムを取りだし、そこに蒸気を当てていきますが、葉と小枝に直接蒸気を当てる場合もあります。オイルは淡い琥珀色。麝香に甘い干し草の香りを合わせたような複雑な香りは心に染み入ります。温もりと刺激を与えてくれる香りで、精神高揚に優れ、催淫性もあるといわれています。

◆ アロマセラピーでの利用
　スキンケア（特に成熟肌）、床ずれ、感染創傷、皮膚潰瘍、気管支炎、咳、風邪、インフルエンザ。また、妊娠時以外の月経遅延にも効果があり、感染症蔓延時の薫蒸剤や、瞑想時の蒸散剤としても利用できます。

◆ ブレンドガイド
ミドル〜ベースノート。香りの強度：極めて強。
相性のいいオイル（シストは少量使用）：レモンをはじめとする柑橘系オイル、シダーウッド、コリアンダー、クラリセージ、サイプレス、ラベンダー、フランキンセンス、ジュニパー、パイン、ローズ、ネロリ、プチグレン、サンダルウッド、パチュリー、ベチバー。

◆ 注意
　このオイルは月経を促進するといわれているため、妊娠中は皮膚への使用を避けて下さい。また香りが強いため、低濃度で使用して下さい。

Citrus aurantifolia
ライム

ミカン科

　抽出法は2種類あります。果皮の冷搾と、果実の水蒸気蒸留です。前者は芳烈な香りがしますが、皮膚につけることができるのは後者のみです（注意を参照）。色は、薄緑色の前者に対して、後者はほとんど無色です。やや苦味のある、果実ならではのさわやかな香り。精神高揚及びリフレッシュ効果があります。

◆ アロマセラピーでの利用
　風邪、インフルエンザ、循環不全、高血圧、軽度のうつ病、神経疲労、その他ストレスに起因する諸症状。

◆ ブレンドガイド
トップノート。香りの強度：強。
相性のいいオイル：他の柑橘系オイル、ジンジャーをはじめとするスパイス系オイル、ネロリ、ゼラニウム、プチグレン、ラベンダー、ローズマリー、クラリセージ、イランイラン。

◆ 注意
　圧搾抽出したオイルは非常に光毒性が高いため、決して皮膚につけないで下さい。ただし、精神高揚を目的に蒸散剤として使用する場合には全く問題はありません。なお、蒸留抽出したオイルは、最低でも1年は持ちますが、圧搾抽出オイルは寿命が短いので、6ヶ月以内に使い切るようにしましょう。また香りが強いため、低濃度で使用して下さい。

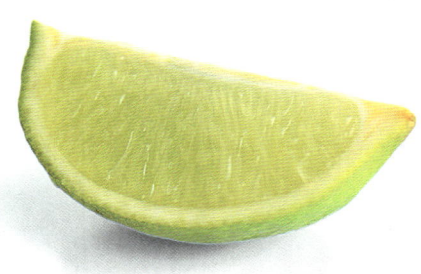

Citrus aurantium var. amara

プチグレン

ミカン科

他種：このエッセンシャルオイルは *C. arrantium,* subsp. *aurantium* からも抽出されます。

プチグレンの原料はネロリと同じ木で、その葉と小枝から水蒸気蒸留で抽出します。オイルの大半はフランスや北アフリカ、パラグアイで、半自生木から生産されています。ネロリを思わせるさわやかな樹木系の香りですが、ネロリより土臭いといえるでしょう。精神高揚効果があり、爽快感も得られます。

◊ アロマセラピーでの利用
脂性肌及び髪のケア、消化不良、不眠症、PMS、精神的疲労、その他ストレスに起因する諸症状。

◊ ブレンドガイド
トップ〜ミドルノート。香りの強度：やや強。
相性のいいオイル：ベルガモットをはじめとする柑橘系オイル、シダーウッド、クラリセージ、クローブ、コリアンダー、サイプレス、フランキンセンス、ゼラニウム、ラベンダー、ネロリ、パルマローザ、スパイクナード、ローズ、ローズマリー、ベチバー。

Citrus aurantium var. amara

ネロリ

ミカン科

他種：このエッセンシャルオイルは *C. aurantium* var. *dulcis* または *C. aurantium* subsp. *aurantium* からも抽出されます。

手触りの粗いオレンジの木。その木から摘んだばかりの花に蒸気を当て、蒸留して抽出したのがネロリです。オイルの大半はイタリア、チュニジア、フランス、モロッコ、エジプトで生産されています。この蒸留の過程で生じる副産物がオレンジフラワーウォーターです（業者間では芳香蒸留水と称されています）。オイルは淡黄色ですが、時間がたつにつれて黄色みが増してきます。甘いフローラル系の香り。精神高揚に秀でているとともに落ち着ける香りでもあり、催淫性もあるといわれています。

◊ アロマセラピーでの利用
スキンケア（ほとんどの皮膚質に対応）、妊娠線の予防、動悸、循環不全、神経性の下痢、PMS、軽度のうつ病、精神的緊張、その他ストレスに起因する諸症状。なおオレンジフラワーウォーターは、アロマセラピーでは主としてスキンケア（皮膚に優しい化粧水など）に使用されます。

◊ ブレンドガイド
ミドルノート。香りの強度：やや強。
相性のいいオイル：柑橘系オイル、ローマンカモミール、クラリセージ、コリアンダー、フランキンセンス、ゼラニウム、ラベンダー、プチグレン、ローズ、ローズマリー、スパイクナード、イランイラン。中でもシダーウッドとの相性は最高です。

Citrus bergamia

ベルガモット

ミカン科

　柑橘系の低木で、オレンジのような小さな緑黄色の果実が実ります。シチリアをはじめイタリア各地で栽培されており、冷搾により果皮からオイルを抽出。淡緑色のオイルは、オレンジとグレープフルーツを合わせたような香りがします。一方で蒸留抽出されたオイル、ベルガモットFCF（注意を参照）はほとんど無色で、冷搾オイルのようなフルーツの香りもあまりしません。精神高揚とリフレッシュ効果に富んだオイルです。

♦ アロマセラピーでの利用
　風邪、インフルエンザ、膀胱炎、発熱、PMSにおける精神症状、咽喉の痛み、病後の食欲不振、不安症、軽度のうつ病、その他ストレスに起因する精神的不調。防虫効果にも秀でています。

♦ ブレンドガイド
トップノート。香りの強度：極めて弱。
相性のいいオイル：他の柑橘系オイル、シダーウッド、カモミール（ジャーマン及びローマン）、クラリセージ、コリアンダー、ラベンダー、ネロリ、サイプレス、フランキンセンス、ゼラニウム、ジンジャー、ジュニパー、レモングラス、パルマローザ、プチグレン、ローズ、ローズマリー、サンダルウッド、ベチバー。

♦ 注意
　冷搾オイルには光毒性がありますから、皮膚につけた直後は決して太陽光（または太陽灯）を浴びないで下さい。色素沈着や日光皮膚炎を引き起こしかねません。代わりに最近アロマテラピストの間でよく使用されるようになってきたのがベルガモットFCFです。これは冷搾オイルの成分を調整したもの、または蒸留したもので、非光毒性のオイルです。冷搾オイルの方は、精神高揚を目的とした蒸散剤として使用するのが最適といえるでしょう。

Citrus limon

レモン

ミカン科

　芳烈な白い花を咲かせた後に黄色い果実をつける常緑低木です。イタリア、キプロス、イスラエル、カリフォルニアで大半が生産されるオイルは、果皮を原料に冷搾されます。蒸留したオイルも入手可能ですが、香りは劣ります。冷搾オイルは淡黄色。さわやかできりっとした香りには精神高揚の効果があり、爽快感も得られます。

♦ アロマセラピーでの利用
　脂性肌のスキンケア、ニキビ、化膿性皮膚炎、凍瘡、セルライト、関節炎、高血圧、循環不全、リウマチ、咽喉の痛み、気管支炎、カタル、風邪、インフルエンザ、精神的緊張、軽度のうつ病。

♦ ブレンドガイド
トップノート。香りの強度：やや強。
相性のいいオイル：他の柑橘系オイルをはじめほとんどのオイルとブレンド可能ですが、特に相性がいいのは、コリアンダーをはじめとするスパイス系オイル、ローマンカモミール、サイプレス、フランキンセンス、ジュニパー、ラベンダー、ミルラ、ネロリ、プチグレン、パイン、ローズ、ローズマリー、サンダルウッド、ティートリー、イランイランなどでしょう。

♦ 注意
　他の柑橘系オイル同様、冷搾オイルには光毒性があります（蒸留オイルは非光毒性です）。したがって太陽光（または太陽灯）に当たる直前には皮膚につけないで下さい。また、6～9ヶ月以内に使い切ることをお薦めします。敏感肌の場合、炎症を起こしかねません。常に低濃度で使用して下さい。

Citrus reticulata

マンダリン

ミカン科

芳烈な白い花を咲かせた後に多肉質の果実が実る低木で、光沢のある葉を有する常緑樹です。原産は中国ですが、今日では大半が地中海で栽培されています。果実の外皮から冷搾したオイルは黄色がかったオレンジ色で、柑橘系ならではの甘く優しい香りがします。落ち着けるとともに精神高揚にも秀でた香りです。

◆ **アロマセラピーでの利用**
脂性肌の疾患、妊娠線の予防、消化不良、不眠、精神的緊張。

◆ **ブレンドガイド**
トップノート。香りの強度：極めて弱。
相性のいいオイル：他の柑橘系オイル、ラベンダー、プチグレン、ネロリ、シダーウッド、ブラックペパー、コリアンダー、フランキンセンス、ローズオットー、ローズ・アブソリュート、ローズマリー、サンダルウッド、レモングラス、パルマローザ、イランイラン。

◆ **注意**
わずかながら光毒性があるため、皮膚につけた直後に太陽光（または太陽灯）に当たると色素沈着を引き起こしかねません。大半の柑橘系オイル同様、比較的寿命が短いので、6～9ヶ月以内に使い切るようにして下さい。

Citrus sinensis

オレンジ、スイート

ミカン科

光沢のある葉を有する常緑樹で、芳烈な白い花を咲かせた後に果実をつけます。オイルは大半がイタリア、イスラエル、キプロス、アメリカで生産されており、果実の外皮を原料に冷搾します。一方で、果肉を蒸留して抽出するオイルもありますが、これはオレンジジュースの製造過程で生じる副産物であり、オイルの質は劣るため、冷搾オイルをお薦めします。こちらは黄色がかったオレンジ色で、甘くさわやかな香りです。精神高揚効果に秀でています。気分も爽快になり、元気も出る香りといえるでしょう。

◆ **アロマセラピーでの利用**
動悸、気管支炎、風邪、インフルエンザ、消化不良、軽度のうつ病、精神的緊張、その他ストレスに起因する諸症状。

◆ **ブレンドガイド**
トップノート。香りの強度：中。
相性のいいオイル：他の柑橘系オイル、クラリセージ、コリアンダー、ジンジャー、フランキンセンス、ゼラニウム、ラベンダー、ミルラ、ネロリ、パチュリー、ローズマリー、スパイクナード。

◆ **注意**
冷搾オイル及び蒸留オイルの光毒性の有無については諸説入り乱れています。ただし、ビターオレンジの外皮から冷搾したオイルが、光過敏症を誘発しやすいのは確かです。したがってスイートオレンジのオイルも、太陽光（または太陽灯）に当たる前の皮膚への使用は避けた方がいいでしょう。必ず低濃度で使用して下さい。また、劣化の早いオイルですから、6ヶ月以内に使い切って下さい。

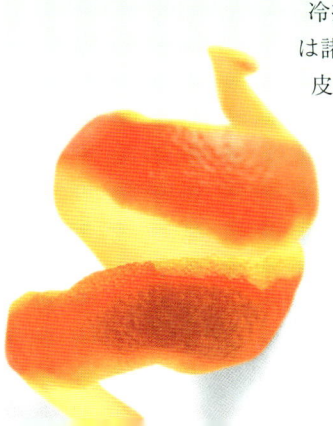

Citrus x paradisi

グレープフルーツ

ミカン科

光沢のある葉、芳烈な白い花、大きな黄色い果実を有する栽培樹です。オイルの大半はカリフォルニアで生産されており、抽出には果皮を原料とした冷搾法が用いられています。また、果皮及び果肉に蒸気を当て、蒸留抽出するオイルもありますが、品質が劣るため、アロマセラピーでの使用にはお薦めできません。冷搾オイルは淡黄色または緑黄色で、柑橘系ならではの甘い香りがします。精神高揚及びリフレッシュ効果の高いオイルです。

♦ アロマセラピーでの利用
脂性肌の疾患、風邪、インフルエンザ、軽度のうつ病、神経衰弱。また、正しいマッサージと併用した上でならば、精神疲労にも効果があるといわれています。

♦ ブレンドガイド
トップノート。香りの強度：中。
相性のいいオイル：他の柑橘系オイル、カルダモン、コリアンダー、サイプレス、ジュニパー、ラベンダー、ネロリ、プチグレン、パイン、ゼラニウム、ローズマリー、ティートリー。

♦ 注意
冷搾オイルにはわずかながら光毒性があります（蒸留オイルは非光毒性です）。したがって、皮膚につけた直後に太陽光（または太陽灯）に当たることは避けて下さい。色素沈着を引き起こしかねません。このオイルも、他の柑橘系オイル同様、比較的寿命が短いため、必ず6～9ヶ月以内に使い切って下さい。

Commiphora myrrha

ミルラ

カンラン科

水蒸気蒸留で抽出されるオイルの原料はミルラの「涙」——オレオガムレジン（樹皮に自然に生じた裂け目から浸出）が凝固してできた小さな塊です。この低木は、中東及び北アフリカ、インド北部に自生しています。オイルは淡い琥珀色。やや粘度があり、温かみのある、バルサムのような「医薬品」に似た香りがします。頭がすっきりするとともに、温もりも感じる香りです。

♦ アロマセラピーでの利用
水虫、関節炎痛、皮膚のひび割れ、白癬、裂傷、気管支炎、カタル、咳、歯肉炎、口内潰瘍、咽喉の痛み、喉頭炎、消化不良、妊娠時以外の月経遅延、鵞口瘡、風邪、インフルエンザ。

♦ ブレンドガイド
ベースノート。香りの強度：極めて強。
相性のいいオイル（ミルラは少量使用）：柑橘系オイル、サイプレス、フランキンセンス、ジュニパーベリー、ラベンダー、オレンジ、パルマローザ、パイン、ゼラニウム、パチュリー、ペパーミント、ジンジャー、コリアンダー、レモングラス、サンダルウッド。

♦ 注意
「ミルラ」と「ミルラ・レジノイド」とを混同することがありますが、必ず前者を購入して下さい。後者は揮発性溶剤を用いて抽出されたもので、非常に粘度が高く、時間がたつにつれて凝固してきます。またミルラは月経促進薬ともいわれているため、妊娠中の皮膚への使用は控えて下さい。

Coriandrum sativum

コリアンダー

セリ科

　明るい緑色の繊細な葉と、レース状の白い散形花序を有する香草です。花が終われば、大量の緑色の種子（後に茶に変色）が採れます。原産はヨーロッパと西アジアですが、栽培は世界中で行われています。東ヨーロッパで大半が生産されるオイルは、熟した種子を粉砕したものに蒸気を当て、蒸留して抽出します。無色から淡黄色で、どこか麝香を思わせる、ぴりっとした、甘くスパイシーな香りです。温もりと刺激を与えてくれ、精神高揚にも秀でています。催淫性もあるといわれています。

♦ アロマセラピーでの利用
　関節炎痛、リウマチ痛、筋肉痛、顔面神経痛、循環不全、消化器系の疾患、風邪、インフルエンザ、精神的疲労、神経衰弱。

♦ ブレンドガイド
ミドルノート。香りの強度：やや強。
相性のいいオイル：他のスパイス系オイル、柑橘系オイル、シスト、ゼラニウム、ローズ、サイプレス、ジュニパー、プチグレン、ネロリ、パイン、フランキンセンス、サンダルウッド。

Cupressus sempervirens

サイプレス

ヒノキ科

　ほっそりした枝を有する、円錐形の常緑高木です。原産は地中海。オイルの生産は大半がフランス、スペイン、モロッコで行われています。針状葉、小枝、球果を原料に水蒸気蒸留で抽出するオイルは淡い緑黄色で、バルサムに似たさわやかな木の香り。多少医薬品のような香りもしますが、心地よい爽快感が得られ、鎮静効果にも優れています。

♦ アロマセラピーでの利用
　脂性肌のスキンケア、ニキビ、循環不全、過剰発汗、歯肉疾患、裂傷、気管支炎、発作性の咳、リウマチ、月経過多、更年期障害、精神的緊張、その他ストレスに起因する諸症状。

♦ ブレンドガイド
ミドル～ベースノート。香りの強度：やや強。
相性のいいオイル：ベルガモットをはじめとする柑橘系オイル、カナディアンバルサム、クラリセージ、フランキンセンス、プチグレン、パイン、ジュニパーベリー、ラベンダー、スイートマージョラム、サンダルウッド。

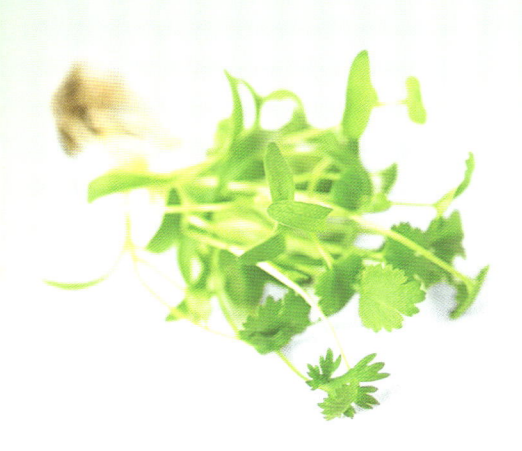

Cymbopogon citratus

レモングラス、ウェストインディアン

イネ科

他種：*C. flexuosus*から抽出される
イーストインディアンレモングラスもあります。

成長の早い香草です。原産はアジアの熱帯地域ですが、栽培は他地域で行われています。「ウェストインディアン」も「イーストインディアン」もともに、大半はグアテマラとインドでの生産。刈り取ったばかりの草に少量の干し草を混ぜ、そこに蒸気を当てて蒸留、抽出したオイルは黄色または明るい琥珀色です。レモンに似た甘い香りの中に、ほのかに草の香りも漂います。精神高揚及びリフレッシュ効果のある香りです。リラックスできる香りだという人もいれば、「しゃきっとする」香りと評する人もいます。

💧 **アロマセラピーでの利用**

脂性肌の疾患、水虫、疥癬、筋肉痛、循環不全、母乳不足、消化不良、発熱、頭痛、精神的疲労、その他ストレスに起因する諸症状。また、感染症蔓延時の薫蒸剤、防虫剤としての効果もあります。

💧 **ブレンドガイド**

トップ〜ミドルノート。香りの強度：極めて強。
相性のいいオイル：マンダリンをはじめとする柑橘系オイル、カルダモン、カモミール（ローマン及びジャーマン）、コリアンダー、ユーカリ、ゼラニウム、ジンジャー、ラベンダー、ミルラ、パルマローザ、パチュリー、プチグレン、ローズマリー。

💧 **注意**

敏感肌の場合炎症を起こしかねません。低濃度（希釈率0.5〜1％）で使用して下さい。なお、同量のマンダリンオイルとブレンドすれば、炎症は起こりにくくなります。

Cymbopogon martinii

パルマローザ

イネ科

インド原産の香草パルマローザは、他の香草——レモングラス、シトロネラ、ベチバーなど——の近縁種です。栽培地はアフリカ、インドネシア、マダガスカル。そしてその近くのコモロ諸島では、大半のオイルも生産しています。刈ったばかりまたは干した草を原料に、水蒸気蒸留で抽出されるオイルは黄緑色です。土臭さの残る、ゼラニウムのような甘く強い香りがします。エネルギーを与えてくれ、精神を高揚させてくれるでしょう。

💧 **アロマセラピーでの利用**

スキンケア（特に脂性肌）、ニキビ、皮膚化膿症、裂傷、食欲不振、消化器系の不調、発熱を伴う疾患、精神的疲労、その他ストレスに起因する諸症状。

💧 **ブレンドガイド**

ミドル〜ベースノート。香りの強度：強。

相性のいいオイル：柑橘系オイル、コリアンダーをはじめとするスパイス系オイル、シダーウッド、ローマンカモミール、クラリセージ、ネロリ、ゼラニウム、ラベンダー、レモングラス、パチュリー、プチグレン、サンダルウッド、ベチバー。

Daucus carota

キャロットシード

セリ科

　剣のように鋭い形をした青緑色の葉と、クリームがかった白い花を有する常緑高木です。原産地はオーストラリアとタスマニアですが、スペイン、ポルトガル、ブラジル、カリフォルニア、中国でも栽培されています（ちなみにこれらの地域ではユーカリオイルも生産されており、その多くが世界各地に供給されています）。葉と若枝を原料に水蒸気蒸留で抽出されるオイルは無色で、樟脳のようなきりっとした香りです。頭をすっきりさせてくれる効果があり、精神的な刺激と爽快感を与えてくれます。

◆ アロマセラピーでの利用
　皮膚の活性化を目的とした通常のスキンケア、関節炎、リウマチ、痛風、消化不良、PMS（特に体液貯留）。また、病後の回復時や解毒のための補助療法としても効果があります。

◆ ブレンドガイド
ミドルノート。香りの強度：極めて強。
相性のいいオイル：ベルガモットをはじめとする柑橘系オイル、コリアンダーを含むスパイス系オイル、シダーウッド、ローマンカモミール、スイートマージョラム、ゼラニウム、ラベンダー、ローズ、イランイラン。

Elettaria cardamomum

カルダモン

ショウガ科

　アジアの熱帯地域を原産地とするカルダモンは、ジンジャーと同じ科に属しています。ふっくらとした根茎を有する、葦に似た低木です。小さな黄色い花が咲いた後に、果実や殻に入った種子（通称「カルダモンポッド」）が採れます。オイルの大半はインドで生産されています。乾燥させた種子から水蒸気蒸留で抽出されたオイルは、無色または淡黄色です。バルサムに似た甘くぴりっとした香りがします。温もりを感じる香りが頭をすっきりさせ、活性化してくれるでしょう。催淫性もあるといわれています。

◆ アロマセラピーでの利用
　消化不良、疝痛、鼓腸、口臭、精神的疲労、神経衰弱。

◆ ブレンドガイド
ミドルノート。香りの強度：極めて強。
相性のいいオイル：柑橘系オイル、コリアンダー、シダーウッド、フランキンセンス、ジンジャー、システ、ローズ、ゼラニウム、ラベンダー、ネロリ、イランイラン。

◆ 注意
香りが強いので、希釈率0.5％で使用して下さい。

Eucalyptus globulus
ユーカリ

フトモモ科

　剣のように鋭い形をした青緑色の葉と、クリームがかった白い花を有する常緑高木です。オーストラリア及びタスマニア原産ですが、スペイン、ポルトガル、ブラジル、カリフォルニア、中国でも栽培されています。さらにこうした地域でオイルの大半が生産され、世界各地に供給されてもいるのです。葉と若枝を原料に、水蒸気蒸留で抽出されるオイルは無色で、樟脳のようなきりっとした香りがします。頭をすっきりさせてくれる効果があり、精神的な刺激と爽快感を与えてくれるでしょう。

◆ アロマセラピーでの利用
　やけど、疱疹、水痘、はしか、ヘルペス、切り傷、虫刺され、頭ジラミ、皮膚感染、裂傷、関節炎痛、筋肉痛、捻挫、循環不全、膀胱炎、花粉症、風邪、インフルエンザ、頭痛、神経痛、精神的疲労。また、感染症蔓延時の薫蒸剤や防虫剤としても効果があります。

◆ ブレンドガイド
トップノート。香りの強度：強。
相性のいいオイル：シダーウッド、フランキンセンス、ラベンダー、レモン、ティートリー、スイートマージョラム、ミルラ、ペパーミント、パイン、ローズマリー。

◆ 注意
　皮膚につける場合、炎症を引き起こしかねませんので、低濃度で使用して下さい。また、幼児への使用は避けて下さい。

Helichrysum italicum
ヘリクリサム

キク科

　鮮黄色の小花を無数につける香草です。その花は、乾燥させても元の形や色を失いません。そこから「永久花」という通称でも知られています。オイルは主にイタリア、フランス、スペインで生産されています。生花から水蒸気蒸留で抽出するオイルは、淡黄色または赤みを帯びた色をしています。ハチミツに似た、力強く豊かな香りです。温もりとエネルギーを与えてくれるでしょう。

◆ アロマセラピーでの利用
　膿瘍、ニキビ、皮膚化膿症、打撲傷、切り傷、皮膚疾患、瘢痕組織の治癒、筋肉痛、リウマチ、捻挫、気管支炎、咳、風邪、インフルエンザ、軽度のうつ病、精神的疲労、その他ストレスに起因する諸症状。

◆ ブレンドガイド
ミドル～ベースノート。香りの強度：強。
相性のいいオイル（ヘリクリサムは少量使用）：レモンをはじめとする柑橘系オイル、カモミール（ジャーマン及びローマン）、シスте、ラベンダー、ゼラニウム、クラリセージ、ローズ。

Hypericum perforatum

オトギリソウ／セントジョーンズワート

オトギリソウ科

※これはエッセンシャルオイルではなく浸出油です。

ヨーロッパ及び北米に自生する野生の香草です。生気溢れる星形の黄色い花、そして油胞が散見できる細い葉。蒸留すればエッセンシャルオイルも抽出できますが、実際にはほとんど行われていません。アロマテラピストも通常は浸出油──頭頂花を潰し、ベジタブルオイル（サンフラワーまたはオリーブが一般的）に浸して抽出したものを使用しています。花の色素の影響で、オイルは鮮やかな赤い色をしています。

♦ **アロマセラピーでの利用**

抗炎症オイルとして、裂傷、打撲傷、筋肉痛、リウマチ痛、座骨神経痛に効果があります。

♦ **ブレンドガイド**

カレンデュラオイル（浸出油）と同量ずつ混ぜれば、皮膚への治療効果が高まります。鎮痛効果を上げる場合には、ローズマリー、ラベンダー、またはスイートマージョラムを少量加えるといいでしょう。通常の希釈率は、セントジョーンズワートオイル15〜20mℓに対して、エッセンシャルオイル1滴となります。

♦ **注意**

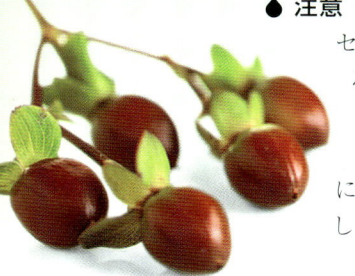

セントジョーンズワートオイルをつけると、皮膚が太陽光に対して敏感になりますから、日光浴直前の使用は避けて下さい。また、内服によってアレルギー反応を引き起こした例もあります。

Juniperus communis

ジュニパーベリー

ヒノキ科

常緑針葉樹の低木で、針のような青緑色の葉と、液汁を多く含む青黒い果実（液果）を有します。原産地は北米、ヨーロッパ、北アジア、日本です。同じオイルでも、発酵させた液果から抽出したものより、新鮮な液果から水蒸気蒸留で抽出したものの方が評価が高く、最高品質とされています。葉や木部からもオイルは抽出されますが、これは「ジュニパーニードル」と称されています。アロマテラピストが好むのは当然、新鮮な液果から抽出されたオイルです。最も上質なオイルは、かすかにぴりっとする、さわやかな木の香りがします。温もりを感じ、心を落ち着けることのできるオイルです。精神高揚効果もみられ、催淫性もあるといわれています。

♦ **アロマセラピーでの利用**

脂性肌及び髪のケア、ニキビ、痔核、裂傷、セルライト、関節炎、リウマチ、筋肉痛、月経遅延、月経痛、膀胱炎、PMS、精神的緊張、その他ストレス性の疾患。

♦ **ブレンドガイド**

ミドルノート。香りの強度：やや強。
相性のいいオイル：柑橘系オイル、カナディアンバルサム、シダーウッド、サイプレス、フランキンセンス、ゼラニウム、ラベンダー、ネロリ、プチグレン、パイン、ローズマリー、サンダルウッド、ティートリー、ベチバー。

♦ **注意**

妊娠中は皮膚への使用を避けて下さい。子宮を刺激しかねません。腎臓病の方も皮膚への使用は控えて下さい。また、幼児への使用もおやめ下さい。なおこのオイルは、必ず信用のおける業者で購入しましょう。不審な業者ではテレビン油の混入が頻繁に行われているため、皮膚刺激薬ともなりかねません。

Juniperus virginiana

シダーウッド、バージニアン

ヒノキ科

　北米の東部及び中央部を原産とする常緑針葉樹で、切り株や木くずを含む木部を原料に、水蒸気蒸留によってオイルを抽出します。黄色みがかった琥珀色のオイルには粘度があります。時がたつにつれて深みを増していく甘い木の香り。その香りが、頭をすっきりさせ、心を静めてくれるでしょう。催淫性もあるといわれています。

● アロマセラピーでの利用

　ニキビ、脂性肌、フケ、真菌感染症、関節炎、リウマチ、気管支炎、咳、副鼻腔炎、PMSにおける精神症状、妊娠時以外の月経遅延、精神的緊張、その他ストレスに起因する疾患。

● ブレンドガイド

ミドル～ベースノート。香りの強度：弱。
相性のいいオイル：ベルガモット、カナディアンバルサム、クラリセージ、サイプレス、フランキンセンス、ゼラニウム、ジュニパーベリー、レモン、ネロリ、パルマローザ、プチグレン、パイン、ローズ、ローズマリー、サンダルウッド、ベチバー、イランイラン。

● 注意

　妊娠中の使用は避けて下さい。敏感肌は炎症を起こしかねませんので、低濃度で使用して下さい。

Lavandula angustifolia

ラベンダー

シソ科

　群生する常緑低木で、青紫色の花を穂状につけます。地中海原産。頭頂花から水蒸気蒸留で抽出したオイルは淡黄色です。花と草の甘い香りがします。精神高揚、鎮静作用、リフレッシュ効果に富んだ香りです。

● アロマセラピーでの利用

　スキンケア（ほとんどの皮膚質に対応）、ニキビ、水虫、皮膚化膿症、打撲傷、皮膚炎、フケ、やけど、凍瘡、白癬、疥癬、虫刺され、耳痛、咳、風邪、インフルエンザ、カタル、喉頭炎、筋肉痛、リウマチ痛、吐き気、疝痛、膀胱炎、月経痛、軽度のうつ病、頭痛、不眠症、片頭痛、PMS、精神的緊張、その他ストレスに起因する諸症状。また、防虫効果もあります。

● ブレンドガイド

ミドルノート。香りの強度：中。
相性のいいオイル：ほとんどのオイルとブレンド可能です。中でも特に相性がいいのは、シダーウッド、カモミール（ローマン及びジャーマン）、システ、クラリセージ、コリアンダー、サイプレス、フランキンセンス、ゼラニウム、ジュニパーベリー、ネロリ、ローズ、プチグレン、パイン、ベチバーでしょう。

● 注意

　ラベンダーは基本的に刺激性のないオイルですが、同じ"*L. angustifolia*"と記されたオイルでも、ものによっては皮膚を傷つける場合があります。これはおそらくそのオイルに混ぜ物がしてあるか、酸化が原因と考えられます。したがって、必ず信用のおける業者から購入して下さい。また、オイルは1年以内に使い切りましょう。

Matricaria recutica

カモミール、ジャーマン

キク科

羽毛を思わせる繊細な葉と、デイジーに似た素朴な白い花を有する香草です。原産はヨーロッパ及びアジアの北部と南部。頭頂花から水蒸気蒸留でオイルを抽出しています。オイルは藍色で粘度があり、温かみのある、ほのかに甘い草の香りがします。温もりと安心感を与えてくれる香りです。

◆ アロマセラピーでの利用

スキンケア（敏感肌を含むほとんどの皮膚質に対応）、皮膚発疹、皮膚化膿症、やけど、裂傷、凍瘡、耳痛、虫刺され、怪我による炎症及び腫瘍、筋肉痛、関節炎痛、リウマチ痛、捻挫、筋違い、神経痛、歯生期の疼痛、歯痛、消化不良、月経痛、月経過多、頭痛、片頭痛、不眠症、PMS、精神的緊張、その他ストレスに起因する諸症状。

◆ ブレンドガイド

ミドルノート。香りの強度：極めて強。
相性のいいオイル：ベルガモットをはじめとする柑橘系オイル、ローズ、ラベンダー、ゼラニウム、ネロリ、ヘリクリサム、スイートマージョラム、クラリセージ、シスト。

◆ 注意

ジャーマンカモミールオイルが藍色なのは、豊富に含まれているカマズレンという成分のためです。このカマズレンのおかげで、優れた抗炎症性をも有しているのですが、皮膚炎に用いる場合には、必ず低希釈率（0.5〜1％）で使用して下さい。希釈率を高くすると、炎症を悪化させかねません。

Melaleuca alternifolia

ティートリー

フトモモ科

針のような葉と瓶ブラシ状の黄色い花を有する低木です。原産地オーストラリアで、世界供給される全てのオイルを生産しています。葉と小枝を原料に水蒸気蒸留で抽出されるオイルは淡黄色。樟脳を思わせる、ぴりっとした強い香りがします。エネルギーを与えてくれ、頭をすっきりさせてくれるでしょう。

◆ アロマセラピーでの利用

ニキビ、水虫、膿瘍、ヘルペス、フケ、発疹、白癬、やけど、裂傷、虫刺され、風邪、インフルエンザ、カタル、咳、いぼ、鵞口瘡、膀胱炎、発熱。また、感染症蔓延時の薫蒸剤としても利用できます。

◆ ブレンドガイド

トップノート。香りの強度：極めて強。
相性のいいオイル（ティートリーは少量使用）：レモンをはじめとする柑橘系オイル、サイプレス、クラリセージ、コリアンダー、ユーカリ、ラベンダー、ゼラニウム、ジュニパーベリー、マージョラム、パイン、ローズマリー。

◆ 注意

ティートリーの継続使用によって軽度の皮膚反応が見られる場合が多々あります。したがって、原液または高濃度のオイルを6週間以上続けて使用することは避けて下さい。

Mentha piperita

ペパーミント

シソ科

繁殖力旺盛な植物で、暗緑色の葉と赤紫の花を有します。原産は地中海及び西アジアですが、生産は、世界供給の大半をアメリカで行っています。頭頂花から水蒸気蒸留で抽出するオイルは淡黄色。さわやかで刺激的なハッカの香りがします。覚醒効果があり、頭がすっきりします。爽快感も得られるでしょう。

◆ アロマセラピーでの利用

打撲傷、捻挫、筋違い、腫脹、白癬、疥癬、歯痛、神経痛、筋肉痛、気管支炎、口臭、副鼻腔炎、発作性の咳、疝痛、消化不良、過敏性腸症候群（ペパーミントのカプセルを、添付された説明書の指示に従って服用）、鼓腸、口内潰瘍、吐き気、発熱を伴う諸症状、風邪、インフルエンザ、失神、頭痛、精神的疲労、片頭痛。

◆ ブレンドガイド

トップノート。香りの強度：極めて強。
相性のいいオイル（ペパーミントは少量使用）：ベルガモット、クラリセージ、ユーカリ、ラベンダー、レモン、スイートマージョラム、ローズマリー、サンダルウッド。

◆ 注意

皮膚に用いる場合は、低希釈率（0.5〜1％）で使用して下さい。また、妊娠中は皮膚への使用を避けることをお薦めします。なお、乳幼児には使用しないで下さい。メントールが多分に含まれているため、呼吸障害を引き起こしかねません。

Myrtus communis

マートル

フトモモ科

小さな鋭い葉と白い花を有する小振りの木で、小さな黒い液果をつけます。原産は北アフリカです。栽培は地中海諸国で広く行われていますが、国によってオイルの成分が異なります。治療用として最適なのはコルシカ島産のオイルです。葉と小枝から水蒸気蒸留で抽出します。コルシカ島産のオイルは鮮緑色ですが、北アフリカ産は通常赤みがかっています。樟脳を思わせるさわやかな香りです。ユーカリに似ていますが、より甘く、刺激は少ないといえるでしょう。精神高揚及びリフレッシュ効果に優れ、頭をすっきりさせてくれます。

◆ アロマセラピーでの利用

脂性肌のスキンケア、ニキビ、気管支炎、カタル、咳、風邪、インフルエンザ、ストレスに起因する諸症状。また感染症蔓延時の薫蒸剤としても利用できるでしょう。ユーカリより刺激が少ないので、子どもの呼吸器系疾患にも安心して使用できます。

◆ ブレンドガイド

トップ〜ミドルノート。香りの強度：やや強。
相性のいいオイル：ベルガモット、グレープフルーツ、レモン、クラリセージ、ラベンダー、カルダモン、ジンジャー、コリアンダー。

Nardostachys jatamansi

スパイクナード

オミナエシ科

ぴりっとした香りの根茎(根)を有する、繊細な香草です。インド北部の山岳地帯及び中国、日本が原産ですが、世界供給されるオイルの大半はヨーロッパとアメリカで生産されています。したがって、オイルの原料となる根茎は、乾燥させたものを輸入しています。抽出は水蒸気蒸留。オイルは淡黄色または琥珀色で、麝香に似た、甘く刺激的で深みのある木の香りがします。鎮静効果があり、安心感が得られます。心が「落ち着く」香りです。

◊ アロマセラピーでの利用
神経性消化不良、不安症、不眠症など、主にストレスに起因する諸症状に効果があります。

◊ ブレンドガイド
ベースノート。香りの強度：極めて強。
相性のいいオイル(スパイクナードは少量使用)：ベルガモットをはじめとする柑橘系オイル、クラリセージ、システ、フランキンセンス、ラベンダー、ネロリ、パチュリー、プチグレン、パイン、ベチバー、コリアンダー、ローズ、サンダルウッド。

Origanum majorana

マージョラム、スイート

シソ科

群生する優しい香りの香草。葉は長円形で深緑色をしており、無数のくすんだ白い小花が「房」状につきます。原産は地中海ですが、栽培は世界各地で行われています。オイルの大半はフランス、北アフリカ、東ヨーロッパで生産されており、乾燥した頭頂花を原料に、水蒸気蒸留で抽出します。色は明るい琥珀色。樟脳のような木の香りです。鎮静効果に優れ、温もりを感じさせてくれます。また制淫性もあるといわれています。

◊ アロマセラピーでの利用
凍瘡、打撲傷、関節炎痛、リウマチ痛、筋肉痛、捻挫、筋違い、気管支炎、咳、疝痛、便秘、鼓腸、月経遅延、月経痛、PMS、風邪、インフルエンザ、頭痛、高血圧、不眠症、片頭痛、精神的緊張、その他ストレスに起因する諸症状。

◊ ブレンドガイド
ミドルノート。香りの強度：中。
相性のいいオイル：ベルガモット、キャロットシード、シダーウッド、サイプレス、カモミール(ローマン及びジャーマン)、ユーカリ、ジュニパーベリー、ラベンダー、ローズマリー、ティートリー。

● 注意
月経を促進するといわれているため、妊娠中の皮膚への使用は避けて下さい。また、いわゆるスパニッシュマージョラムと混同しないよう気をつけましょう。こちらはタイムの一種で、皮膚への刺激が強く、家庭での使用はお薦めできません。

Pelargonium graveolens

ゼラニウム

フウロソウ科

他種：*P. odorantissimum*、*P. roseum*、*P. radens*、その他様々な配合種をはじめ、テンジクアオイ属（*Pelargonium*）にはオイルを抽出できる種が数多くあります。

繁殖力旺盛な低木で、小さな淡紅色の花、鋸歯状の先鋭な葉を有します。原産は南アフリカ。葉、茎、花を原料に水蒸気蒸留で抽出するオイルは黄緑色で、バラのような甘く刺激的な香りがします。中でも最上の香りを有するバーボンゼラニウムからは、ほのかにミントの香りも漂ってきます。精神高揚及びリフレッシュ効果に優れた香りです。リラックスできるという人もいれば、やる気が出るという人もいます。

♦ アロマセラピーでの利用
スキンケア（ほとんどの皮膚質に対応）、やけど、頭ジラミ、白癬、神経痛、循環不全、授乳時の乳房鬱血、更年期障害、PMS、精神的緊張、軽度のうつ病、その他ストレスに起因する諸症状。

♦ ブレンドガイド
ミドルノート。香りの強度：強。
相性のいいオイル：多くのオイルとブレンド可能ですが、中でも特に相性がいいのは柑橘系オイル、コリアンダー、ローマンカモミール、ネロリ、パチュリー、プチグレン、ローズマリー、サンダルウッド、ベチバー、イランイランでしょう。

♦ 注意
香りが強いため、低濃度で使用して下さい。

Pinus sylvestris

パイン、スコットランド

マツ科

常緑針葉樹の高木で、北ヨーロッパが原産です。松葉を原料に、水蒸気蒸留でオイルを抽出します。中には球果や小枝、木くずから抽出するオイルもありますが、品質が劣るため、アロマセラピーにはお薦めできません。高品質のオイルは無色または淡黄色で、松脂を思わせる、さっぱりとした強い香りがします。疲労回復、リフレッシュ効果に優れ、爽快感も得られるでしょう。

♦ アロマセラピーでの利用
切り傷、擦り傷、裂傷、頭ジラミ、疥癬、過度の発汗、関節炎痛、リウマチ痛、痛風、筋肉痛、循環不全、気管支炎、カタル、風邪、インフルエンザ、咳、副鼻腔炎、咽喉の痛み、膀胱炎、神経痛、精神的疲労、その他ストレスに起因する諸症状。

♦ ブレンドガイド
トップ〜ミドルノート。香りの強度：強。
相性のいいオイル：ベルガモットをはじめとする柑橘系オイル、カナディアンバルサム、シダーウッド、サイプレス、ユーカリ、フランキンセンス、ジュニパー、ラベンダー、ローズマリー、ティートリー、スパイクナード、スイートマージョラム。

♦ 注意
このオイルは1年以内に使い切って下さい。古くなったものや酸化したものは皮膚炎を引き起こしかねません。また、必ず低濃度で使用して下さい。敏感肌の方やお子さんの場合は、皮膚に直接つけない方がいいでしょう。

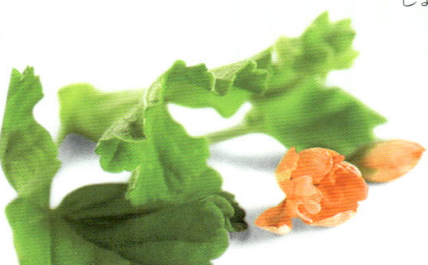

Piper nigrum

ブラックペパー

コショウ科

大型の巻き付き植物（蔓植物）であるブラックペパーはインド原産ですが、マレーシア、中国、マダガスカルでも大量に栽培されています。オイルは、ペパーコーンといわれる乾果を水蒸気で蒸留して抽出します。淡い緑黄色。香ばしい、ぴりっとした強い香りがします。刺激と温もりを与えてくれるでしょう。催淫性もあるといわれています。

◊ アロマセラピーでの利用
循環不全、緊張性の低下、筋肉痛、リウマチ痛、捻挫、病後の食欲不振、吐き気、風邪、インフルエンザ、無気力、精神的疲労。

◊ ブレンドガイド
ミドル〜ベースノート。香りの強度：強。
相性のいいオイル：他のスパイス系オイル、柑橘系オイル、フランキンセンス、ラベンダー、ゼラニウム、ローズ、イランイラン、ローズマリー、サンダルウッド。

◊ 注意
高濃度のものを使用すると炎症を起こします。皮膚につける時は、1％以下の低濃度で使用して下さい。また、妊娠初期（3ヶ月間）は使用を控えることをお薦めします。

Pogostemon cablin

パチュリー

シソ科

表面に細かい毛の生えた柔らかな葉と、紫がかった白い花を有する葉状植物です。原産はマレーシアですが、インド、中国、南米でも栽培されています。オイルは、乾燥発酵させた葉を原料に、水蒸気蒸留で抽出します。深い琥珀色で、粘度及び極端な不揮発性を有する液体です。土臭い、麝香のような強烈な香りを放ちますが、それが薄れてくるにつれ、甘い香りに変わっていきます。また、大半のエッセンシャルオイルと異なり、時がたつにつれて香りに深みが出てきます。温もりと元気を与えてくれる香りです。催淫性もあるといわれています。

◊ アロマセラピーでの利用
皮膚及び髪のケア（特に脂性肌と頭皮の諸症状に対応）、膿瘍、ニキビ、水虫、床ずれ、皮膚のひび割れ、フケ、裂傷、軽度のうつ病、精神的疲労、その他ストレスに起因する諸症状。また、防虫剤としても利用できます。

◊ ブレンドガイド
ベースノート。香りの強度：極めて強。
相性のいいオイル（パチュリーは少量使用）：ベルガモットをはじめとする柑橘系オイル、シダーウッド、クラリセージ、ラベンダー、ミルラ、ゼラニウム、パルマローザ、プチグレン、ローズ、スパイクナード、ネロリ、サンダルウッド、ベチバー。

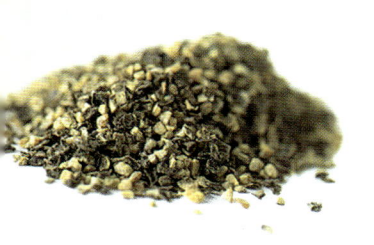

Rosa damascena

ローズオットー

バラ科

※溶剤抽出のローズ・アブソリュート（赤みがかったオレンジ色の液体）は手頃な価格で購入できますが、治療目的の使用には、蒸留抽出のローズオットーの方が適しています。

刺の多い低木で、芳烈なピンクの花を咲かせます。オイルは、摘みたての花びらを原料に水蒸気蒸留で抽出します。その過程で抽出される副産物がローズウォーター（芳香蒸留水）です。ほぼ無色のエッセンシャルオイルは、低温で保存すると半固結化します。ほのかに香辛料とバニラの香りもする、甘くまろやかで豊かな香りです。温もりと陶酔感を与えてくれ、心を落ち着かせてくれます。催淫性もあるといわれています。

◆ アロマセラピーでの利用
スキンケア（特に成熟肌）、結膜炎（ローズウォーターのみ対応可能）、細絡、皮膚炎、動悸、花粉症、循環不全、咳、ヘルペス、月経不順、月経過多、PMS、軽度のうつ病、不眠症、頭痛、精神的緊張。なお、非刺激性のローズウォーターは、通常化粧水に利用されます。

◆ ブレンドガイド
ミドルノート。香りの強度：強。
相性のいいオイル：ほとんどのオイルとブレンド可能ですが、特に相性がいいのはベルガモットをはじめとする柑橘系オイル、コリアンダーを含むスパイス系オイル、ネロリ、ローマンカモミール、ラベンダー、ゼラニウム、ヘリクリサム、クラリセージ、サンダルウッド、スパイクナード、パチュリーなどでしょう。

◆ 注意
皮膚につける場合、炎症を起こしかねませんので、低濃度で使用して下さい。また、幼児への使用は控えて下さい。

Rosmarinus officinalis

ローズマリー

シソ科

常緑低木で、針状の葉は美しく澄んだ緑色、花は空色です。原産は地中海ですが、現在では世界各地で栽培されています。オイルの大半が生産されているのはフランス、スペイン、チュニジア。頭頂花に蒸気を当て、蒸留して抽出しています。中には、全ての部位から水蒸気蒸留で抽出しているオイルもありますが、品質は劣ります。最も品質の優れたオイルは黄色く、樟脳に似た、バルサムのような木の香りがしますが、品質の劣るオイルは（ユーカリに似て）かなり樟脳の香りが勝り、時に不快に感じることもあります。頭をすっきりさせてくれる香りで、温もりと元気を与えてくれるでしょう。

◆ アロマセラピーでの利用
脂性肌及び髪のケア、フケ、育毛、頭ジラミ、疥癬、風邪、インフルエンザ、気管支炎、咳、筋肉痛、関節炎痛、リウマチ痛、循環不全、月経痛、頭痛、精神的疲労、吐き気、うつ病、神経衰弱、その他ストレスに起因する諸症状。また、防虫剤としても利用できます。

◆ ブレンドガイド
トップ～ミドルノート。香りの強度：やや強。
相性のいいオイル：コリアンダーをはじめとするスパイス系オイル、柑橘系オイル、シダーウッド、フランキンセンス、ゼラニウム、レモングラス、ラベンダー、ペパーミント、プチグレン、パイン。

◆ 注意
妊娠中は皮膚への使用を避けて下さい。また、癲癇の方が使用すると、発作を誘発する危険があります。

Salvia sclarea

クラリセージ

シソ科

　低木状の香草で、白、紫、またはピンクの花を穂状につけます。原産は地中海ですが、栽培は世界各地で行われています。オイルの大半が生産されているのはフランス及びモロッコ。頭頂花と葉から水蒸気蒸留で抽出します。無色または淡黄色で、甘い草の香りの中に、ほのかに花の香りも漂うオイルです。精神高揚とリラックス効果に秀で、催淫性もあるといわれています。

◆ **アロマセラピーでの利用**
　高血圧、筋肉痛、咽喉の感染症、咳、片頭痛、陣痛、出産促進、月経不順、PMS、更年期障害、軽度のうつ病、精神的緊張。

◆ **ブレンドガイド**
トップ～ミドルノート。香りの強度：やや強。
相性のいいオイル：ほとんどのオイルとブレンド可能ですが、特にベルガモット、シダーウッド、ジュニパーベリー、ラベンダー、ネロリ、プチグレン、パイン、フランキンセンス、ベチバーがお薦めです。

◆ **注意**
　（分娩時を除き）妊娠中の皮膚への使用は避けて下さい。飲酒前後にクラリセージを使用すると過度の眠気を催しかねないといわれていますが、オイルそのものにそうした力があるわけではないようです。アルコールの影響を増大させるのは、むしろリラックスを目的としたマッサージの方にあるといえるでしょう。

Santalum album

サンダルウッド

ビャクダン科

　発根後七年間だけ近隣の木々の根に寄生している半寄生木です。原産はアジアの熱帯地域ですが、オイルの大半は、今日ではインドネシアで生産されています。根と芯材を原料に水蒸気蒸留で抽出されるオイルは、淡黄色で粘度があります。不揮発性ゆえ、バルサムに似た優しく甘い木の香りがいつまでも続きます。非常にリラックス効果が高く、心を穏やかにしてくれるでしょう。催淫性もあるといわれています。

◆ **アロマセラピーでの利用**
　スキンケア（ニキビ、乾燥肌、脂性肌）、気管支炎、カタル、咳、喉頭炎、咽喉の痛み、下痢、吐き気、膀胱炎、軽度のうつ病、不眠症、精神的緊張、その他ストレスに起因する諸症状。

◆ **ブレンドガイド**
ベースノート。香りの強度：弱。
相性のいいオイル：多くのオイルとブレンド可能ですが、特にコリアンダーをはじめとするスパイス系オイル、ローズ、イランイラン、ラベンダー、ベルガモット、クラリセージ、ゼラニウム、システ、ベチバー、パチュリー、フランキンセンス、スパイクナード、パイン、ミルラがお薦めです。

◆ **注意**
　高価で希少ゆえに、混ぜ物をした粗悪品が出回りやすく、人工調合が最も簡単な芳香族化合物の1種でもあります。また、時にウェストインディアンサンダルウッドというオイルが、サンダルウッドの代替品として廉価で売られていることがありますが、別名をアミリスというこのオイルは、純種のサンダルウッドとは全く異なります。

Vetiveria zizanioides

ベチバー

イネ科

丈の高い植物で、葉は全く香りませんが、根に強い香りがあります。レモングラスやパルマローザといった香草の近種です。原産は南インド、インドネシア、スリランカですが、他地域でも広く栽培されています。中でも、レユニオンとコモロ諸島産のオイルは最高の品質を誇ります。乾燥後に細断した根から水蒸気蒸留で抽出。暗褐色のオイルは不揮発性が高く、粘度があります。糖蜜に似た土臭い香りです。時がたつにつれて、その香りは深みを増していきます。鎮静効果に優れ、温もりを感じさせてくれるでしょう。催淫性もあるといわれています。

◆ **アロマセラピーでの利用**

脂性肌のスキンケア、ニキビ、関節炎痛、リウマチ痛、筋肉痛、循環不全、不眠症、ストレス性の軽い眩暈（ベチバーの土臭さが「地に足をつけ」させてくれます）、PMS、軽度のうつ病、精神的疲労、その他ストレスに起因する諸症状。

◆ **ブレンドガイド**

ベースノート。香りの強度：極めて強。
相性のいいオイル（ベチバーは少量使用）：柑橘系オイル、クラリセージ、シダーウッド、ラベンダー、パチュリー、プチグレン、ネロリ、ローズ、サンダルウッド、イランイラン。

Zingiber officinalis

ジンジャー

ショウガ科

瘤状の根茎を有する、葦に似た丈の高い植物です。原産は南アジアですが、西インド諸島及びアフリカではビジネスとして栽培されています。オイルの大半は、中国とインドで水蒸気蒸留によって抽出されています。原料は、乾燥させた根茎の粉末です。色は淡い琥珀色。鼻につんとくる香ばしい香りには温もりがあります。ただし、元の植物が有する、フルーツを思わせる強い香りはありません。蒸留過程で化学構造が変化してしまうからです。温もりと刺激を与えてくれる香りといえるでしょう。催淫性もあるといわれています。

◆ **アロマセラピーでの利用**

関節炎痛、リウマチ痛、筋肉痛、循環不全、カタル、咳、咽喉の痛み、下痢、疝痛、消化不良、病後の食欲不振、吐き気、乗物酔い、風邪、インフルエンザ、精神的疲労、神経衰弱。また感染症蔓延時の薫蒸剤としても利用できます。

◆ **ブレンドガイド**

ミドル～ベースノート。香りの強度：極めて強。
相性のいいオイル（ジンジャーは少量使用）：コリアンダーをはじめとする他のスパイス系オイル、柑橘系オイル、シダーウッド、フランキンセンス、ネロリ、パチュリー、プチグレン、ローズ、サンダルウッド、ベチバー、イランイラン。

◆ **注意**

敏感肌の場合、炎症を起こしかねません。低希釈率（0.5～1％）で使用して下さい。

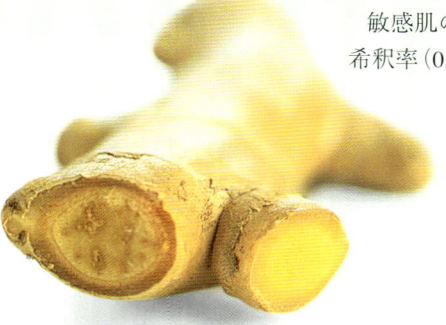

疾患別エッセンシャルオイル・クイックガイド

各疾患に対する療法は30〜92ページを、またエッセンシャルオイルの一般的な用法に関しては14ページのチャートを参照して下さい。

膿瘍
カモミール(ローマンまたはジャーマン)、ユーカリ、ヘリクリサム、ラベンダー、レモン、ティートリー。

ニキビ
シダーウッド(バージニアンまたはアトラス)、カモミール(ジャーマンまたはローマン)、フランキンセンス、ゼラニウム、ヘリクリサム、ジュニパーベリー、ラベンダー、レモングラス、マートル、パルマローザ、パチュリー、ローズマリー、サンダルウッド、ティートリー、ベチバー。カレンデュラチンキを水で6倍に希釈したものも効果があります。

不安
ベルガモット、フランキンセンス、ジュニパーベリー、ラベンダー、ネロリ、プチグレン、スパイクナード、イランイラン。

関節炎及びリウマチ
ブラックペパー、キャロットシード、シダーウッド(バージニアンまたはアトラス)、カモミール(ジャーマンまたはローマン)、コリアンダー、サイプレス、ユーカリ、フランキンセンス、ジンジャー、ヘリクリサム、ジュニパーベリー、ラベンダー、レモン、スイートマージョラム、ミルラ、スコットランドパイン、ローズマリー、ベチバー。

水虫
シダーウッド(バージニアンまたはアトラス)、ユーカリ、ラベンダー、レモン、レモングラス、ミルラ、パチュリー、ティートリー。カレンデュラオイルまたはチンキも効果があります。チンキは水で3倍に希釈して下さい。

皮膚化膿症
カモミール(ジャーマンまたはローマン)、ユーカリ、ヘリクリサム、ラベンダー、レモン、ティートリー。カレンデュラチンキを水で4倍に希釈したものも効果があります。

気管支炎
カナディアンバルサム、シダーウッド(バージニアンまたはアトラス)、システ、サイプレス、ユーカリ、フランキンセンス、ヘリクリサム、ラベンダー、レモン、ミルラ、マートル、オレンジ、ペパーミント、ローズマリー、サンダルウッド、スコットランドパイン、スイートマージョラム、ティートリー。

打撲傷
ゼラニウム、スイートマージョラム、ラベンダー。

やけど(日焼けも含む)
カナディアンバルサム、カモミール(ジャーマンまたはローマン)、ユーカリ、ゼラニウム、ヘリクリサム、ラベンダー、ティートリー。チンキ2種(セントジョーンズワートとカレンデュラ)を同量ずつ混ぜ、水で6倍に希釈したものも効果があります。

カタル
ブラックペパー、カナディアンバルサム、シダーウッド(バージニアン及びアトラス)、ユーカリ、フランキンセンス、ジンジャー、ペパーミント、ミルラ、マートル、サンダルウッド、スコットランドパイン、ティートリー。

セルライト
サイプレス、ゼラニウム、グレープフルーツ、ジュニパーベリー、レモン、ローズマリー。

皮膚のひび割れ
ジャーマンカモミール、ミルラ、パチュリー、サンダルウッド。カレンデュラオイル(浸出油)も効果があります。

凍瘡（しもやけ）
ブラックペパー、カモミール（ジャーマンまたはローマン）、レモン、スイートマージョラム。

循環不全
ブラックペパー、コリアンダー、サイプレス、ユーカリ、ゼラニウム、ジンジャー、レモン、レモングラス、ネロリ、ローズオットー、ローズマリー、スコットランドパイン。

風邪及びインフルエンザ
ベルガモット、システ、コリアンダー、ユーカリ、フランキンセンス、ジンジャー、グレープフルーツ、ヘリクリサム、ジュニパーベリー、ラベンダー、レモン、ライム、マートル、オレンジ、ペパーミント、ローズマリー、スコットランドパイン、スイートマージョラム、ティートリー。

ヘルペス
ユーカリ、ティートリー。チンキ2種（セントジョーンズワートとカレンデュラ）を同量ずつ混ぜ、水で3倍に希釈したものも効果があります。

咳
ブラックペパー、カナディアンバルサム、アトラスシダーウッド、システ、クラリセージ、サイプレス、ユーカリ、フランキンセンス、ジンジャー、ヘリクリサム、ペパーミント、ミルラ、マートル、ローズオットー、ローズマリー、サンダルウッド、スイートマージョラム、ティートリー。

切り傷、擦り傷及び裂傷
カナディアンバルサム、カモミール（ジャーマン及びローマン）、サイプレス、ユーカリ、フランキンセンス、レモン、ゼラニウム、ラベンダー。チンキ2種（セントジョーンズワートとカレンデュラ）を同量ずつ混ぜ、水で6倍に希釈したものも効果があります。

フケ
シダーウッド（バージニアンまたはアトラス）、ユーカリ、ラベンダー、パチュリー、ローズマリー、ティートリー。

うつ病（出産後のうつ病も含む）
ベルガモット（及び柑橘系オイル）、カナディアンバルサム、クラリセージ、フランキンセンス、ゼラニウム、ヘリクリサム、ラベンダー、ネロリ、ローズマリー、ローズオットー、サンダルウッド、ベチバー。

湿疹
エッセンシャルオイルを用いた家庭での治療はお薦めできません（詳細は51ページ）。ただしかゆみや炎症の緩和には、クリームのベース30mℓに対してカレンデュラチンキ10mℓを混ぜたものを使うといいでしょう。また、同チンキを水で8倍に希釈したものも効果があります。

倦怠感及び神経衰弱
ベルガモット（及び柑橘系オイル）、コリアンダー、ゼラニウム、ジンジャー、ジュニパーベリー、ペパーミント、ラベンダー、パルマローザ、ローズオットー、ローズマリー、スコットランドパイン、スイートマージョラム。

歯肉感染症（歯肉炎を含む）
ベルガモット、クラリセージ、サイプレス、レモン、ミルラ。カレンデュラチンキを水で6倍に希釈すれば、マウスウォッシュとして使用できます。

痔核／痔疾
サイプレス、フランキンセンス、ゼラニウム、ジュニパーベリー、ミルラ、マートル。蒸留したウィッチヘーゼルを患部に直接塗ってもいいでしょう。

花粉症
ジャーマンカモミール、ユーカリ、ラベンダー、ペパーミント、ローズオットー、スコットランドパイン。

頭痛
カモミール（ジャーマン及びローマン）、クラリセージ、ユーカリ、ラベンダー、レモングラス、ペパーミント、ローズオットー、ローズマリー、スイートマージョラム。

頭ジラミ
ユーカリ、ゼラニウム、ラベンダー、ローズマリー。

消化不良、鼓腸及び胸焼け
カルダモン、キャロットシード、カモミール（ジャーマンまたはローマン）、クラリセージ、コリアンダー、ジンジ

ャー、ラベンダー、レモングラス、ネロリ、ペパーミント、プチグレン、スイートマージョラム。特に胸焼けにはブラックペパー、神経性消化不良にはスパイクナードをお薦めします。

🜆 虫刺され
バージニアンシダーウッド、カモミール（ジャーマンまたはローマン）、ユーカリ、ラベンダー、ティートリー。カレンデュラチンキを水で3倍に希釈したものも効果があります。

🜆 防虫
ベルガモット、バージニアンシダーウッド、サイプレス、ユーカリ、ゼラニウム、ラベンダー、レモングラス、パチュリー、ローズマリー。

🜆 不眠症
カモミール（ジャーマン及びローマン）、クラリセージ、ラベンダー、マンダリン、ネロリ、プチグレン、ローズオットー、サンダルウッド、スパイクナード、スイートマージョラム、ベチバー。

🜆 過敏性腸症候群
ペパーミント（ペパーミントオイルのカプセルを内服）。不安、ストレスの項も参照。

🜆 喉頭炎／嗄声
クラリセージ、レモン、ユーカリ、フランキンセンス、ラベンダー、ミルラ、サンダルウッド。

🜆 更年期障害
のぼせ及び寝汗：クラリセージ、サイプレス。
月経異常、不安、うつ、ストレスの項も参照。

🜆 月経異常
無月経：キャロットシード、クラリセージ、ジュニパーベリー、ミルラ、ローズオットー、スイートマージョラム。
月経困難症／月経痛：キャロットシード、カモミール（ジャーマンまたはローマン）、クラリセージ、サイプレス、フランキンセンス、ジュニパーベリー、ラベンダー、ローズオットー、ローズマリー、スイートマージョラム。
月経過多：カモミール（ジャーマン及びローマン）、サイプレス、フランキンセンス、ローズオットー。

🜆 精神的疲労
カルダモン、コリアンダー、ユーカリ、ゼラニウム、ラベンダー、レモン、ライム、レモングラス、マートル、ペパーミント、スコットランドパイン、ローズマリー。

🜆 片頭痛
カモミール（ジャーマンまたはローマン）、クラリセージ、コリアンダー、ラベンダー、ペパーミント、スパイクナード、スイートマージョラム。

🜆 口内潰瘍
ジャーマンカモミール、ミルラ、ペパーミント、ティートリー。カレンデュラチンキを水で6倍に希釈すれば、マウスウォッシュとして使用できます。

🜆 筋肉痛
ブラックペパー、カモミール、クラリセージ、コリアンダー、ユーカリ、フランキンセンス、ジンジャー、ヘリクリサム、ラベンダー、レモングラス、スイートマージョラム、ペパーミント、スコットランドパイン、ローズマリー、ベチバー。

🜆 吐き気及び嘔吐
ブラックペパー、カルダモン、カモミール（ジャーマンまたはローマン）、コリアンダー、ジンジャー、ラベンダー、ペパーミント、ローズオットー、サンダルウッド。

🜆 動悸
ラベンダー、ネロリ、オレンジ、プチグレン、ローズオットー、イランイラン。

🜆 月経前緊張症候群（PMS）
感情の起伏：ベルガモット、ローマンカモミール、クラリセージ、フランキンセンス、ゼラニウム、ラベンダー、ネロリ、ローズオットー、イランイラン。
不安貯留、うつ、ストレスの項も参照。
体液鬱滞：キャロットシード、サイプレス、ゼラニウム、グレープフルーツ、ラベンダー、ジュニパーベリー、ローズマリー。

発疹（おむつかぶれを含む）
ジャーマンカモミール。カレンデュラとセントジョーンズワート（浸出油またはチンキ）を同量ずつ混ぜたものも効果があります。また、一方のチンキをベース（クリームまたは軟膏）30gに対して10mlの割合で混ぜてもいいでしょう。

白癬
ゼラニウム、ラベンダー、ミルラ、ペパーミント、ティートリー。カレンデュラチンキをベース（クリームまたは軟膏）20gに対して10mlの割合で混ぜたものも効果があります。

季節性情動障害（SAD）
うつの項を参照。

副鼻腔炎
シスチ、ユーカリ、ジンジャー、ペパーミント、スコットランドパイン、ティートリー。

一般的なスキンケア
（乾燥と脂性の）混合肌：ラベンダー、フランキンセンス。カレンデュラチンキをベース（クリームまたはローション）40gに対して10mlの割合で混ぜたものも効果があります。
乾燥肌：カモミール（ジャーマン及びローマン）、ラベンダー、サンダルウッド、カレンデュラオイル（浸出油）。
敏感肌：カレンデュラ（浸出油またはチンキ）。チンキの場合、ベース（クリームまたは軟膏）25gに対して5mlの割合で混ぜて下さい。
脂性肌：キャロットシード、サイプレス、ゼラニウム、ジュニパーベリー、レモン、レモングラス、マートル、パルマローザ、パチュリー、ローズオットー、ローズマリー、サンダルウッド、ティートリー、ベチバー。カレンデュラチンキをベース（ローション）40gに対して10mlの割合で混ぜたものも効果があります。

乳首の痛み、裂創
ジャーマンカモミール。カレンデュラとセントジョーンズワート（浸出油またはチンキ）を同量ずつ混ぜたものも効果があります。また、一方のチンキをベース（クリームまたは軟膏）30gに対して10mlの割合で混ぜてもいいでしょう。

咽喉の痛み
ベルガモット、カナディアンバルサム、クラリセージ、ユーカリ、ゼラニウム、ジンジャー、ラベンダー、ミルラ、マートル、サンダルウッド、スコットランドパイン、ティートリー。

吹き出物
ラベンダー、ティートリー。カレンデュラチンキを水で3倍に希釈したものも効果があります。

捻挫及び筋違い
ブラックペパー、カモミール（ジャーマン及びローマン）、ユーカリ、ジンジャー、ヘリクリサム、ラベンダー、ローズマリー、スコットランドパイン、スイートマージョラム、ベチバー。

ストレス
カナディアンバルサム、ベルガモット（及び柑橘系オイル）、シダーウッド（バージニアンまたはアトラス）、カモミール（ジャーマンまたはローマン）、クラリセージ、サイプレス、フランキンセンス、ゼラニウム、ヘリクリサム、ジュニパーベリー、ラベンダー、レモングラス、ネロリ、パルマローザ、パチュリー、プチグレン、ローズオットー、ローズマリー、サンダルウッド、スコットランドパイン、スパイクナード、スイートマージョラム、ベチバー、イランイラン。

妊娠線（予防用）
フランキンセンス、ラベンダー、マンダリン、ネロリ、パルマローザ、パチュリー、サンダルウッド、スパイクナード。カレンデュラ（浸出油またはチンキ）も効果があります。チンキの場合はベース（クリームまたは軟膏）40gに対して10mlの割合で混ぜて下さい。

静脈瘤
サイプレス、フランキンセンス、ゼラニウム、ジュニパーベリー、ミルラ、マートル。蒸留したウィッチヘーゼルを患部に直接塗ってもいいでしょう。

アロマセラピーの相談ができる医院のリスト

■北海道・東北

ターミナル整形外科
　北海道札幌市中央区大通西27-1
　円山バスターミナル2F
　011-616-8887

みずうち産科婦人科
　北海道旭川市豊岡4条3丁目2-5
　0166-31-6713

マタニティーコンサルティングMomZone
　宮城県仙台市青葉区子平町
　022-275-6132

永井病院
　宮城県仙台市青葉区支倉町4-3
　022-222-5582

国立仙台病院産婦人科
　宮城県仙台市宮城野区宮城野2-8-8
　022-293-1111（代表）

■関東

熊谷中山産婦人科クリニック
　埼玉県熊谷市大字戸出1047-5
　048-525-2678

千葉県がんセンター（泌尿器科）
　千葉県千葉市中央区仁戸名町666-2
　043-264-5431

みどりクリニック
　千葉県千葉市緑区うゆみ野中央1-18-3
　043-293-5503

宗田マタニティークリニック
　千葉県市原市根田320-7
　0436-24-4103

医療法人社団緑風会鈴木医院
　千葉県山武郡山武町埴谷1233
　0475-89-1002

八千代歯科クリニック
　東京都足立区梅田2-18-4
　03-3840-8211

朱クリニック
　東京都葛飾区亀有5-26-1
　03-5613-2588

宏昌クリニックシティア館
　東京都品川区西五反田1-2-9東信光洋ビル7F
　03-5759-3070

東京警察病院（内科）
　東京都千代田区富士見2-10-41
　03-3263-1371

小川クリニック
　東京都豊島区南長崎6-7-11
　03-3951-0356

近藤眼科台町クリニック
　東京都八王子市台町4-45-10
　0426-64-4454

成瀬整形外科医院アロマセラピー治療室
　東京都町田市南成瀬5-1-12
　042-726-7566

鳥居泌尿器科・内科
　神奈川県横浜市金沢区釜利谷東2-21-22
　045-784-2002

海老名総合病院（産科・婦人科）
　神奈川県海老名市河原口1320
　046-233-1311

森の里病院
　神奈川県厚木市森の里3-1-1アネックス内
　046-247-2121

■中部

関ひふ科クリニック
　富山県富山市呉羽町7331
　076-434-8430

八尾総合病院
　富山県婦負郡八尾町福島7-42
　076-454-5000

浅ノ川総合病院産婦人科病棟
　石川県金沢市小坂町中83
　076-252-2101

うきた病院
　石川県金沢市新神田4-7-25
　076-291-2277

国立療養所北潟病院
　福井県坂井郡芦原町北潟238-1
　0776-79-1211（代表）

坂井医院
　福井県坂井郡芦原町温泉5-1804
　0776-77-3060

岐北総合病院
　岐阜県山県郡高富町高富1187-3
　0581-22-1811

ロゼレディースクリニック
　静岡県富士市夢原町1630
　0545-60-5747

山下内科医院
　静岡県焼津市本町2丁目12-8ヴィラマリソール焼津101
　054-628-2733

窓クリニック
　　愛知県名古屋市天白区原1-203
　　エスタシオン21　5F
　　052-800-3711
まのレディースクリニック
　　愛知県名古屋市港区七反野1-806-1
　　052-302-8885
小林内科クリニック
　　愛知県名古屋市名東区香流3-1015
　　052-760-8008
あいちクリニック
　　愛知県愛知郡東郷町諸輪中木戸西79
　　05613-8-1700

■近畿・四国
ヤナセクリニック
　　三重県津市乙部5-3
　　フェニックスメディカルセンター内
　　059-227-5585
梅川クリニック
　　三重県名張市桔梗が丘8-5-2
　　0595-65-1150
(財)ルイ・パストゥル医学研究センター
付属診療所"アロマセラピー室"
　　京都府京都市左京区中門前町1-3-5
　　075-791-8202(代表)
日生病院産婦人科
　　大阪府大阪市西区立売堀6-3-8
　　06-6543-3581(代表)
春田クリニック
　　大阪府大阪市東住吉区北田辺6-6-3
　　06-6621-7535
奥野クリニック
　　大阪府大阪市港区波除3-5-13
　　06-6583-2281
池田回生病院皮膚科
　　大阪府池田市建石町8-47
　　0727-51-8001
梅沢医院
　　大阪府堺市宿院町東2-2-11
　　0722-33-3177
カワバタクリニック
　　大阪府吹田市豊津町1-21 江坂中央ビル5F
　　06-6387-0110
吉井クリニック
　　大阪府吹田市豊津町1-21 江坂中央ビル5F
　　06-6369-3751

春日井皮膚科
　　兵庫県神戸市東灘区岡本1-3-19
　　プロヴィデンス岡本2F
　　078-452-5412
いなもち医院
　　兵庫県宍粟郡山崎町船元79-1
　　0790-62-8808
南国病院
　　高知県南国市大そね甲1479-3
　　088-864-3137
中井皮膚科医院
　　愛媛県松山市湊町5-2-2
　　089-948-3386
宇野医院本院
　　山口県徳山市大字櫛ヶ浜501
　　0834-25-0075

■九州・沖縄
医療法人社団エンゼル病院
　　福岡県北九州市八幡西区光明2-12-32
　　093-601-3511
みやはら産婦人科
　　福岡県久留米市日吉町22-7
　　0942-33-3331
医療法人おのむら医院
　　福岡県遠賀郡芦屋町白浜町2-10
　　093-222-1234
産科・婦人科シモムラ医院
　　福岡県筑紫郡那珂川町道善1-36
　　092-953-1111
ハートフル心療内科
　　熊本県熊本市月出7-1-15 西村ビル2F
　　096-385-0585
宮原レディースクリニック
　　大分県日田市大字十二町258-1
　　0973-24-3584
みさとデンタルクリニック
　　沖縄県沖縄市知花2-3-1
　　098-934-3819
やびく産婦人科小児科
　　沖縄県北谷町字砂辺306
　　098-936-6789

索引

あ

アーモンドオイル 11, 15, 25
IBS（過敏性腸症候群） 75, 136
IBS用鎮痙ハーブティー 75
亜鉛 38
「朝焼け」（蒸散用ブレンド） 96
「葦の茂みを渡る風」
　（瞑想用ブレンド） 108
足浴 69
頭ジラミ 47, 135
アブソリュート 9
アボカドオイル 23-4
荒れた唇 42
アレルギー性鼻炎 12
アロエベラ 20, 26
アロマセラピーオイル 11-13
アロマセラピーのやり方 15-17
アンジェリカ 73
安全な使用 15
イブニングプリムローズオイル
　20, 25
イランイラン 31, 35, 113
インフルエンザ 60, 135
ウィッチヘーゼル 29
うがい薬：
　咳用 61
　芳香 63
打ち目 53
打ち身（打撲傷） 52-3, 134
うつ病 65, 97-8, 135
　冬期うつ病
　　（季節性情動障害） 98-9
栄養 17, 20-1, 71
　女性のための栄養 85
SAD（季節性情動障害） 98-9
エステル 10
エッセンシャルオイル：
　安全な使用 15
　一覧 111-33
　エッセンシャルオイルとは 9

オーガニック 13
オイルに対する反応 31-2
香りの強いオイル 33
香りの強弱 33
効果 9-10
購入 11
皮膚質に応じたオイル 18-19
使用に関する注意 12
品質 10-11
ブレンドオイル 13
保存 13
用意 15
ラベル 11
抽出 9
エンケファリン 31
炎症性の日焼け 52
エンドルフィン 31
オーガニックオイル 13
オート麦 27
応急処置：
　筋肉及び関節用 81-3
　皮膚用 52-5
嘔吐 136
「穏やかな海」
　（ストレス用濃縮オイル） 95
おむつかぶれ 45, 137
オリーブオイル 23
オレンジ（スイート） 118
「オレンジの花」スキンクリーム
　41
オレンジフラワーウォーター 29
温冷湿布
　（皮膚化膿症用） 43

か

香りのノート 32
カオリン 28
風邪 59, 135
カタル 134
カナディアンバルサム 112

花粉症 62, 135
髪：
　髪及び頭皮用ハチミツパック 46
　　頭皮の状態を整え髪に潤いを
　　　与えるトリートメント 46
　フケ症用トリートメント 45-6
カモミール 34
　ジャーマン 9, 126
　ローマン 31, 114
カルダモン 122
カレンデュラ（マリーゴールド） 113
カレンデュラ湿布 51
カレンデュラスムージー 44
カレンデュラチンキ 26-7
カレンデュラとアロエベラジェル
　51
カレンデュラとカモミールのリップ用
　軟膏 42
カレンデュラとミルラのローション
　49
花 26
柑橘系オイル 9, 12, 13, 32, 33,
　115-19
感情 93
　感情への働きかけ 10
関節 77-83
関節炎 65, 78-9, 134
乾癬 21, 37
乾燥吸入：
　うつ病用 98
　緊張性頭痛用 102
　ストレス用 96
　精神的疲労用 99
　動悸用 100
　療法及び分量 14
乾膚ブラッシング 20-1
ガンマリノレン酸（GLA） 20, 25
気管支炎 58, 134
　慢性 57
傷を癒す作用 10

基本オイル、よく使うベース　23―9
キャスターオイル　25
キャロットシード　9, 122
吸入：
　うつ病用　98
　緊張性頭痛用　102
　ストレス用　96
　精神的疲労用　99
　動悸用　100
　療法及び分量　14
魚油　78
切り傷　55, 135
緊張性頭痛　102
筋肉　77―83
　応急処置　81―3
筋肉痛　77, 136
クラリセージ　33, 34, 132
クリーム：
　療法及び分量　14
グリーンクレイ　28
グリーンクレイ入浴　97―8
グレープシードオイル　24
グレープフルーツ　119
クレイ　28
クレイ入浴　97―8
クレイパック　40
毛穴の詰まった皮膚用
　フェイシャルサウナ　39―40
下剤　71
月経：
　月経過多　88, 136
　月経困難症　87, 136
　月経痛　87, 136
　月経不順　85, 136
　無月経　86, 136
倦怠感　135
コーンフラワー（穀粉）　28
抗炎症作用　10
抗菌性　10
高血圧　65
抗真菌薬　10

抗セルライトボディスクラブ　66―7
喉頭炎　136
口内潰瘍　74, 136
更年期障害　85, 90, 136
効能別ブレンド　34―5
呼吸器系　57―63
　食生活　57
呼吸を意識した瞑想　109
ココアバター　25
心　93
心を癒す　104―7
　チャート　106―7
鼓腸　136
子ども　61, 62
好みの香り　31―2
こむら返り　82―3
米粉　27
「湖面にきらめく月明かり」
　（瞑想用ブレンド）　108
コリアンダー　120

さ

サイプレス　120
嗄声　136
殺菌軟膏　55
サフラワーオイル　11, 15, 24
サンダルウッド　32, 132
サンプソン・マッスルオイル　80
サンフラワーオイル
　11, 15, 24―5
死海の塩　28
痔核　68, 135
痔核用座浴　68
試香紙　33
「静かな水面」
　（動悸用濃縮オイル）　100
システ　33, 115
歯槽膿漏　74
シダーウッド　34, 114, 125
耳痛　63
湿疹　12, 21, 37, 51, 135

湿布：
　分量　14
　療法　14
歯肉　74, 135
歯肉炎　74, 135
ジャーマンカモミール　9, 126
就眠ハーブティー　103
出産後のうつ病　97, 135
ジュニパーベリー　35, 124
樹木系オイル　32
循環　65
　不全　67, 135
消化器系　71―5
消化不良　72―3, 136
蒸気吸入：
　療法及び分量　14
蒸散：
　うつ病用　98
　精神的疲労用　99
　動悸用（予防療法）　100
　不安症及びストレス用　96
　瞑想用　108
　療法及び分量　14
静脈瘤　68, 137
蒸留　9, 10
蒸留水　28―9
植物エストロゲン　85
植物系のベース　26―7
初心者用キット　23
女性のための運動　86
女性用クールフェイシャルミスト　90
シラミ退治櫛の使い方　47
白粘土　28
神経衰弱　135
ジンジャー　73, 88, 133
心臓　65
酢　28
スイートアーモンドオイル
　→アーモンドオイルの項参照
スイートマージョラム　128

「睡蓮に眠る一粒の宝石」
　　（瞑想用ブレンド）　108
スキンケア　15－16, 137
　　チャート　18－19, 20
　　トリートメントのサイクル　16
スコットランドパイン　129
筋違い　81－2, 137
頭痛　135
　　緊張性　102
ストレス　93－4, 95－6, 137
スパイクナード　128
擦り傷　55, 135
セージ　12, 85
「静寂」（瞑想用ブレンド）　108
精神高揚　94, 97, 98
精神的疲労　99, 136
精神面への効果　10
咳　61, 135
ゼラニウム　129
セルフマッサージ　21
セルライト　65, 66－7, 134
セロトニン　97
喘息　12, 57
セントジョーンズワートチンキ　26

た

「太陽」
　　（マッサージ用ブレンド）　99
単純疱疹　50
乳首の痛み、裂創　91, 137
乳首用ハイパーカルオイル／
　　クリーム　91
注意　12
治療薬　33－4
土系オイル　32
つわり　88
ティートリー　31, 33, 126
ディープクレンジング用
　　クレイパック　40
低温圧搾（冷搾）　9
手浴　69
癲癇　12

「天の恵み」入浴　96
動悸　100, 137
冬期うつ病　98－9
冬期うつ病用マッサージ　99
凍瘡（しもやけ）　69, 135

な

軟膏：
　　療法及び分量　14
ニキビ　37, 38, 134
ニキビ治療用ジェル　39
ニキビ用芳香ローション　38
乳香→フランキンセンスの項参照
入浴
　　足浴　69
　　うつ病用　97－8
　　痔核用座浴　68
　　筋違い用塩浴　82
　　手浴　69
　　動悸用　100
　　不安症及びストレス用　96
　　不眠症用　103
　　分量　14
妊娠　12
妊娠線　44, 137
妊娠線用バターアップクリーム　44
ネロリ　13, 32, 116
捻挫　81, 137
膿瘍　134
咽喉の痛み　63, 137
咽喉の諸疾患　63
乗物酔い　73

は

ハーブ系オイル　32
ハーブティー：
　　IBS鎮痙用　75
　　緊張性頭痛用　102
　　月経痛用　87
　　不眠症用　103
　　片頭痛用　101
肺気腫　57

ハイパーカル軟膏　26, 50
ハイペリカム（セントジョーンズ
　　ワート）　26, 124
吐き気　73, 136
　　つわり　88
白癬　49, 137
ハチミツ　17, 27
ハチミツとアボカドのフェイスパック
　　41
ハチミツとバラのリップクリーム
　　42
パチュリー　9, 32, 33, 130
パッチテスト　15
「バラの花びら」スキンクリーム　41
パルマローザ　33, 121
「晴れ渡る空」
　　（ストレス用濃縮オイル）　95
PNI（精神神経免疫学）　93－4
PMS（月経前緊張症候群）
　　85, 89, 136
ビーズワックス　25－6
ヒソップ　12
ビタミン：
　　E　11, 17
　　A　17, 38
　　C　17
　　D　37
　　B　95
皮膚　37
　　応急処置　52－5
　　乾燥してかさつく　40－1
　　健康　37
　　諸疾患　38－51
　　ひび割れ　134
　　吹き出物　39－40
皮膚化膿症　43, 134
「ヒラメキ！」（精神的疲労用ブレンド
　　オイル）　99
品質　10－11
不安症　95－6, 134
フェイシャルスチームトリートメント
　　16－17

フェイシャルトリートメント　16-17
フェノール　10
フェンネル　12, 85
吹き出物の多い皮膚
　　39-40, 137
副鼻腔炎　61, 137
フケ症　45-6, 135
婦人病　85-91
プチグレン　33, 116
不眠症　103, 136
ブラックペパー　130
フランキンセンス　112
ブレンド　31-5
　　香りのノート　32
　　香りの確認　33
　　香りの強いオイル　33
　　系統　32-3
　　効能別　34-5
　　治療薬　33-4
フローラル系オイル　32
ベースとなるもの　23
ヘーゼルナッツオイル　15, 24
ベジタブルオイル　23-5
ベチバー　9, 32, 33, 133
ペパーミント　12, 33, 61, 62, 127
ヘラクレス・マッスルオイル　80
ヘリクリサム　123
ベルガモット　9, 12, 117
ヘルペス　50, 135
辺縁系　10
片頭痛　101, 136
便秘　71
芳香塩浴　82
芳香薫蒸剤　60
芳香湿布：
　　耳痛用　63
　　片頭痛用　101
芳香冷湿布（切り傷、擦り傷用）
　　55
ホスピス　93
発疹　137
ホップ　85

ボディマッサージ　20
母乳　91
ホメオパシー療法　12
ホルモン　31
「梵鐘」（瞑想用ブレンド）　108

ま

マートル　127
マッサージ　20
マッサージオイル：
　　うつ病用　98
　　こむら返り　83
　　緊張性頭痛用　102
　　寿命　13-15
　　ストレス用　96
　　動悸用（予防療法）　100
　　不眠症用　103
　　用意　15
　　療法及び分量　14
　　セルフ　21
マリーゴールド→カレンデュラの項
　　参照
マンダリン　118
水虫　48, 134
ミルク　27
ミルラ　9, 119
無機物のベース　28
無月経　86, 136
虫刺され　54, 136
胸焼け　72-3, 136
目：
　　打ち目　53
瞑想　108-9
　　注意　12
メリッサハーブティー　87
モイスチャライザー　40
「森の香り」
　　（うつ病用濃縮オイル）　97

や

やけど　53-4, 134
ユーカリ　12, 31, 61, 62, 123

「夕焼け」（蒸散用ブレンド）　96
「夢のひととき」
　　（不眠症用濃縮オイル）　103
ヨーグルト　17, 27-8

ら

ライム　115
ラベル　11
ラベンダー　10, 12, 33-4, 125
　　効能別ブレンド　35
リウマチ　78-9, 134
リラックス　34
リンゴ酢　28
リンパ液の流れ　20, 65, 66
冷湿布：
　　打ち身用　52-3
　　緊張性頭痛用　102
　　筋違い用　81-2
　　捻挫用　81
裂傷　135
レモン　33, 117
レモングラス　33, 121
レモンとハチミツのホットドリンク
　　59
ローズ　10, 31, 32
「ローズアンドシルク」
　　（抗妊娠線用ブレンド）　44
ローズウォーター　28-9
ローズオットー　13, 35, 131
ローズマリー　12, 32, 131
　　効能別ブレンド　35
ローマンカモミール　31, 114

● 産調出版の関連書籍

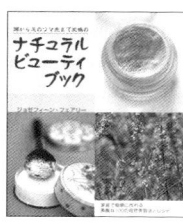

ナチュラルビューティブック
家庭で簡単に作れる
素敵な100の自然美容法とレシピ

ジョゼフィーン・フェアリー 著

著者の100％ナチュラルな化粧品のレシピは簡単で、まさに理想的。神々しい香り、入浴剤や美容に効果的なお茶をぜひ試して下さい。21世紀に向けた賢い女性版"カルペパー"による一冊。

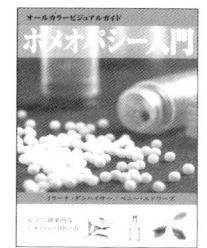

本体価格 2,500円

ニューハーブバイブル
ハーブの育て方や特徴、
利用法がわかる活用の百科事典

キャロライン・フォーリー 他共著
林 真一郎 日本語版監修

すべてのハーブ愛好家に最適の1冊。よく知られた人気の高いハーブを網羅し、クッキングや化粧品、家庭薬として利用するための総合的な知識を解説。ハーブ図鑑も使いやすい。

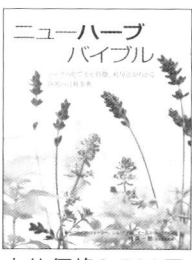

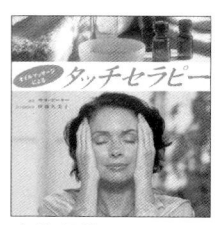

本体価格 3,500円

ホメオパシー入門
安全で効果的なレメディーの使い方

イラーナ・ダンハイザー／
ペニー・エドワーズ 著

ホメオパシー治療の主な50種のレメディーを具体的にわかりやすく解説した家庭でのセルフヘルプに最適なガイドブック。レメディーの選び方、よくある不調や病気の治療法等を紹介。

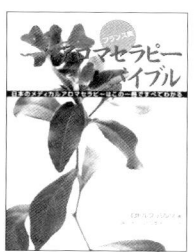

本体価格 1,900円

オイルマッサージによる
タッチセラピー

サラ・ポーター 著
伊藤久美子 監修

心のこもった手で触れる行為は、ストレスや緊張を取り除き、元気を回復させ、爽快な気分にします。300枚を超えるカラー写真とともに、タッチセラピーのためのマッサージテクニックを段階を追って紹介します。

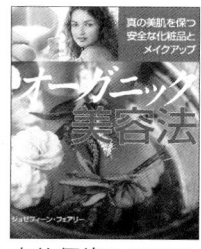

本体価格 1,800円

フランス発 アロマセラピーバイブル
日本のメディカルアロマセラピーは
この一冊ですべてわかる

ロドルフ・バイツ 著

健康と幸福をもたらす芳香エッセンス。その医療価値は近年更に高まっています。主な精油に加えサブ的な精油も詳しく解説、治療に取入れる方法や注意点などの情報も網羅した一冊。

本体価格 1,800円

オーガニック美容法
真の美肌を保つ
安全な化粧品とメイクアップ

ジョゼフィーン・フェアリー 著

オーガニックに関するあらゆるアドバイスが満載されています。楽しく続けられるナチュラル美容法を暮らしに取り入れるための、パーフェクトなガイドブックです。

本体価格 2,600円

---

aroma remedies
はじめての人にもできる香りの療法

アロマ療法 「アロマレメディー」新装普及版

発　　　行	2005年8月10日
本体価格	1,900円
発 行 者	平野 陽三
発 行 所	産調出版株式会社

〒169-0074 東京都新宿区北新宿3-14-8
TEL.03(3363)9221　FAX.03(3366)3503

http://www.gaiajapan.co.jp

Copyright SUNCHOH SHUPPAN INC. JAPAN2005
ISBN 4-88282-448-5 C0077

著　者　クリシー・ワイルドウッド（Chrissy Wildwood）
アロマセラピスト。世界的に高い評価を得ている作家でもあり、アロマセラピー、ハーブ、フラワーレメディーに関する著作は12冊を数える。多くのテレビやラジオ番組にも携わり、自然療法に関する製品を提供している企業のコンサルタントとしても活躍している。

日本語版監修　今西二郎（いまにし じろう）
京都府立医科大学微生物学教授。日本アロマセラピー学会理事長。著書に『微生物学250ポイント』（金芳堂）、『看護職のための代替療法ガイドブック』（医学書院）ほか。

翻　訳　者　岩田 佳代子（いわた かよこ）
清泉女子大学文学部英文学科卒業。訳書に、『キッチンプランナー』『健康ダイエットのためのカロリーブック』『ヘアスタイリング百科』（いずれも産調出版）など。

落丁本・乱丁本はお取り替えいたします。
本書を許可なく複製することは、かたくお断りします。
Printed and bound in Singapore